nicht verwendet f
Diplomarb

Bibliografische Information der Deutschen Nationalbibliothek:

Die Deutsche Nationalbibliothek verzeichnet diese Publikation in der Deutschen Nationalbibliografie; detaillierte bibliografische Daten sind im Internet über http://dnb.d-nb.de abrufbar.

Impressum:

Ein Imprint der GRIN Verlags GmbH

Druck und Bindung: Books on Demand GmbH, Norderstedt, Germany

Coverbild: morguefile.com

Nein, ich esse nicht!

Therapie und Folgen von Magersucht

Magersucht – Essen, nein danke von Janet Haertle
2006

Einleitung

Jeder Mensch hat schon mal von Essstörungen gehört. Man unterscheidet verschiedene Arten von Essstörungen, wie zum Beispiel die Magersucht, die Bulimie und die Esssucht.

Wir begegnen dem Begriff der Magersucht häufig in den Medien, wenn über Mädchen bzw. junge Frauen oder immer häufiger auch über Männer berichtet wird, die sich bis auf 30 oder 40 Kilogramm gehungert haben und nur noch Haut und Knochen sind. Diese Thematik rückt immer mehr in den Mittelpunkt des öffentlichen Interesses. Viele Reportagen, Berichte im Fernsehen oder auch Artikel in Zeitungen zeigen, wie die Magersucht sich auswirkt und wie schwierig es ist, sich aus diesem Teufelskreis zu befreien bzw. wo sie enden kann, nämlich tödlich. Des Weiteren werden in den Frauenzeitschriften Diäten und deren Durchführung propagiert und es wird viel Werbung für Diätprodukte gemacht. Einerseits gibt es ein Überangebot an Nahrungsmitteln und auf der anderen Seite die Schlankheitstipps. Oftmals wird das Bild in der heutigen Gesellschaft vermittelt, dass insbesondere nur schlanke Frauen erfolgreich sein können und mehr im Leben erreichen als andere.

Die Diskussion um ein Normalgewicht bei Mädchen und jungen Frauen kam Anfang dieses Jahres wieder auf, als auf dem TV-Sender Prosieben die Modelshow „Germany's Next Topmodel" ausgestrahlt wurde und sehr viele dünne Mädchen dort zu sehen waren. Die Berufsgruppe der Models, aber auch die der Schauspielerinnen und Sportler, die ein besonders niedriges Körpergewicht benötigen, wie zum Beispiel Skispringer, Balletttänzer oder Ringer, sind besonders gefährdet, an Magersucht zu erkranken. Immer wieder wird in den Medien behauptet, dass berühmte Menschen magersüchtig seien, wie zum Beispiel Lindsay Lohan, Nicole Richie oder Victoria Beckham.

Das Thema rund um die Magersucht ist sehr aktuell und aus diesem Grund habe ich mich entschieden, diese Arbeit anzufertigen. Zwar sind zunehmend Männer betroffen, doch die Hauptbetroffenen sind Mädchen und junge Frauen. Aus diesem Grund werde ich mich vorwiegend auf Frauen beziehen, wenn von den Erkrankten und den Betroffenen die Rede ist.

Das Ziel meiner Arbeit ist, einen Überblick zur Thematik der Magersucht darzustellen. Allerdings erhebt die Arbeit keinen Anspruch auf eine vollständige Ausarbeitung zu diesem Thema, denn ich werde mich nicht auf alle Aspekte der Magersucht, wie zum Beispiel auf die Therapiemöglichkeiten und somit dem Weg aus der Magersucht, beziehen. Ich werde mich vor allem auf die Begriffsdefinition von Magersucht, die Auslösern und Ursachen sowie die Auswirkungen konzentrieren. Dabei werde ich auch auf die soziologischen Aspekte, wie das Alter, die Familie, die Gesellschaft, die Schichtzugehörigkeit und die Bildung eingehen. Für meine Erarbeitungen werde ich mich besonders auf Bücher von Simone Harland und Wolfgang Siegel, Sylvia Baeck und Monika Gerlinghoff beziehen.

Was ist Magersucht?

Im Jahre 1694 wurde diese Art der Essstörung erstmalig von Richard Morton erwähnt (vgl. Orbach 1990, S. 37). Mit den Arbeiten von Ernest-Charles Lasègue und William Gull wurde die Magersucht im 19. Jahrhundert erstmals medizinisch betrachtet. Der medizinische Fachtermini zu Magersucht lautet Anorexia nervosa, wurde im Jahr 1874 durch Sir William Gull eingeführt und hat sich bis heute in der wissenschaftlichen wie auch medizinischen Literatur behauptet. Der Begriff Anorexia bedeutet Appetitlosigkeit und aus diesem Grund wird oft darauf verwiesen, dass der Name unpassend sei. Der deutsche Begriff Magersucht ist in diesem Fall zutreffender (vgl. Gerlinghoff, Backmund 1995, S. 5). Heutzutage wird die Magersucht wie folgt erklärt:

> Ein gezügeltes Eßverhalten oder eine Diät ist häufig der erste Schritt hin zu einer schließlich völlig rigorosen Nahrungskontrolle und -einschränkung. Eine starke Gewichtsabnahme innerhalb kürzester Zeit (bis zu 20 % des Ausgangsgewichtes) ist keine Seltenheit.
>
> Magersüchtige haben eine gestörte Körperwahrnehmung. Sie fühlen sich immer zu dick, selbst bei extremen Untergewicht. […] Magersüchtige essen stark kontrolliert und oft auch ritualisiert. Sie haben panische Angst vor jeder auch noch so geringen Gewichtszunahme. […] (Baeck 1994, S. 18 f.; Auslassung: J.H.)

In Entwicklungsländern, die unter anderem mit Problemen wie Armut oder Hunger zu kämpfen haben, leiden sehr viele Menschen daran, dass nicht ausreichende Mengen an Nahrungsmitteln zur Verfügung stehen und ein großer Teil der Bevölkerung muss hungern. Es ist sehr unwahrscheinlich, dass in diesen Ländern Essstörungen existieren. Diese Erkrankungen treten vor allem in der westlichen Welt auf. Dort stehen der Bevölkerung Nahrungsmittel im Überfluss zur Verfügung, Menschen werden nach ihrem Äußeren beurteilt, gutes Aussehen und eine schlanke Figur werden mit Erfolg assoziiert und es werden immer wieder neue Arten von Diäten zum Erreichen eines geringeren Gewichtes verbreitet. Mädchen und junge Frauen eifern häufig einem Idealbild nach. Insbesondere in diesen Gesellschaften treten hauptsächlich Essstörungen, darunter auch die Magersucht, auf (vgl. Harland, Siegel 1996, S. 11).

Die Magersucht beginnt fast immer in der Adoleszenz und am häufigsten im Alter zwischen 14 und 18 Jahren und wird auch manchmal aus diesem Grund in der Literatur als Pubertätsmagersucht bezeichnet. Die Betroffenen waren als Kinder oft hilfsbereit, freundlich, problemlos und fleißig. Anorektikerinnen sind dagegen aber unsicher, introvertiert und sie wollen perfekt sein. Sie definieren sich häufig über ihre Leistung, sowohl körperlich als auch geistig. Betroffene sind in vielen Fällen sehr intellektuell, gehören zu den Klassenbesten und sie versuchen bis zum Schluss in der Schule, im Studium oder im Beruf überdurchschnittliche Leistungen zu erbringen. Die Gedanken drehen sich letztendlich nur noch um das Essen. Sie reduzieren ihre sozialen Kontakte und treffen sich so selten wie möglich mit ihren Freunden. Des Weiteren versuchen sie gemeinsame Mahlzeiten mit der Familie zu umgehen. Sie erfinden die unterschiedlichsten Ausreden. Wenn eine gemeinsame Mahlzeit nicht umgangen werden kann, bedienen sie zum Beispiel ihre Familie, essen sehr langsam, zerkleinern alles, sortieren es auf dem Teller und trinken sehr viel Wasser dazu. Alles was dick macht ist vom Speiseplan gestrichen und erlaubt sind Nahrungsmittel wie Salat. Außerdem treiben die Betroffenen exzessiv Sport, um den Verbrauch an Kalorien zu erhöhen. Anstatt sich zu setzen, bleiben sie häufig stehen oder sie laufen anstatt zu gehen. Sport, wie Fahrrad fahren, joggen oder Fitness, wird normalerweise alleine durchgeführt und dies bis zur völligen Erschöpfung. Damit die Gewichtszunahme vermieden wird, greifen auch viele Mädchen zu Abführmitteln, harntreibenden Mitteln oder sie erbrechen ihr Essen. Viele Anorektikerinnen weisen auch bulimische Symptome auf (vgl. Cuntz, Hillert 2003, S. 51 f.)

Überwiegend betrifft die Magersucht Mädchen und junge Frauen, und zwar über 90 Prozent (vgl. Habermas 1994, S. 16). Die Zahl der Magersüchtigen steigt stetig an. In den westlichen Industrieländern ist etwa 1 % der Mädchen magersüchtig und 4 % sind gefährdet (vgl. Baeck 1994, S. 18). Es ist jedoch ein Irrtum, wenn man annimmt, dass nur Mädchen, junge Frauen und Jungen betroffen sind. Auch Frauen im Alter von 35 bis 45 Jahren können magersüchtig werden und verweigern die Aufnahme von Nahrung aus verschiedenen Gründen. Bei Frauen kann sich dieses Verhalten nach einer Geburt, bei Lebenskrisen der unterschiedlichsten Art oder auch wenn die eigenen Kinder groß sind, einstellen. Dies kann sowohl bei Hausfrauen als auch bei berufstätigen Frauen auftreten (vgl. Buhl 1991, S. 17).

Alles in allem bedeutet der Verzicht und die Verweigerung von Nahrung für die Anorektikerinnen Macht. Sie müssen alles unter Kontrolle haben, sie wollen unabhängig sein. „Sie freuen sich daran, daß sie die Kraft haben, nicht essen zu müssen. Das gibt ihnen ein Gefühl von Macht, von Reinheit, von Einzigartigkeit" (Baeck 1994, S. 19).

Auslöser und Ursachen der Magersucht

Auslöser der Magersucht

Es ist sehr wichtig für die Betroffenen die Auslöser und die Ursachen zu kennen, die die Magersucht hervorgerufen haben, denn nur wenn man über diese Bescheid weiß, kann man die Magersucht bekämpfen und auf Veränderungen hinarbeiten. Es gibt jedoch viele verschiedene Faktoren, die dabei eine Rolle spielen und sich gegenseitig beeinflussen. Die nachfolgende Übersicht zeigt die unterschiedlichen Ursachen und die Abbildung verdeutlicht, dass vor allem gesellschaftliche, familiäre, aber auch biologische Einflüsse ausschlaggebend sind.

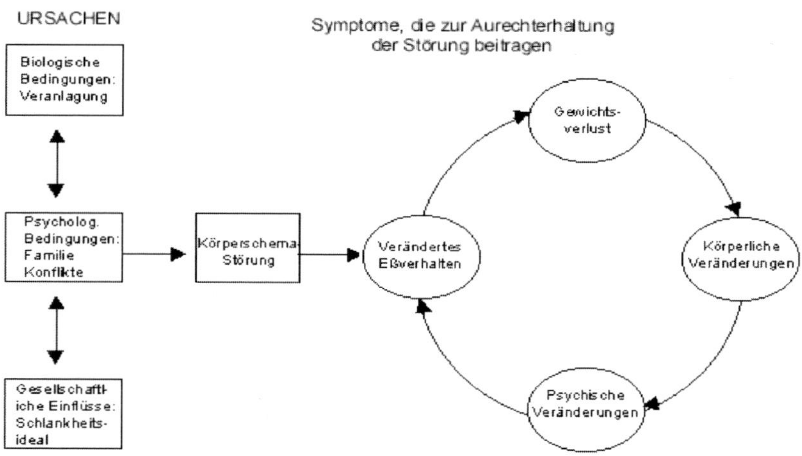

(Quelle: http://www.magersucht-online.de/ursachen.htm)

Die unterschiedlichsten Erlebnisse können die Essstörung auslösen. Einerseits können sie durch Gewichtsprobleme auftreten. Bei Gewichtsproblemen beginnen viele Menschen eine Diät und die Diäten sind zum Beispiel ein Auslöser für die Magersucht. Diäten werden in vielen Fällen begonnen, um „ein vom herrschenden Schlankheitsideal vorgegebenes Wunschgewicht zu erreichen [...]" (Baeck 1994, S. 9; Auslassung: J.H.). Da Diäten aber anstrengend und oftmals nicht sofort der gewünschte Gewichtsverlust eintritt, werden diese wieder abgebrochen. Es werden weitere Diäten ausprobiert und erneut abgebrochen. Dies kann zu Frust führen. Einige Mädchen und junge Frauen entscheiden sich anschließend dafür, freiwillig auf Nahrung zu verzichten, auf Abführmittel zurückzugreifen oder sie probieren es mit Appetitzüglern. Dies scheint der einfachere, der schnellere Weg zu sein, um das Gewicht zu reduzieren (vgl. Baeck 1994, S. 9 f.).

Neben der Diät können auch Neckereien von Freunden bezüglich der Figur, die Ablösung von den Eltern in der Pubertät, die Scheidung der Eltern, die Geburt eines eigenen Kindes, der Verlust oder der Tod von nahestehenden Personen, Probleme in der Schule, im Studium oder im Beruf oder die Entscheidung für einen Beruf oder einen Studiengang weitere Auslöser für die Magersucht sein (vgl. Karren 1986, S. 35).

Ein einschneidendes Ereignis für viele junge Menschen ist der Schulabschluss, wie zum Beispiel das Abitur. Die Schulzeit verläuft sehr geregelt und geordnet ab, man hat feste Aufgaben, die man erfüllen muss, und ein klares Ziel vor Augen. Dies trifft nach dem Abitur nicht mehr zu, denn man muss große Entscheidungen treffen und die Initiative ergreifen und sich für einen Beruf oder einen Studiengang entscheiden. Man braucht neue Ziele. Dies führt zu Unsicherheit und Angst. Heutzutage wird die Angst durch die Ausbildungssituation und die Lehrstellenknappheit verstärkt und dieses einschneidende Ereignis kann ebenfalls die Magersucht auslösen (vgl. Gerlinghoff 1992, S. 94).

Ein weiterer Auslöser ist der sexuelle Missbrauch und sexuelle Gewalterfahrungen. „Sexueller Mißbrauch zählt zu den Kindesmißhandlungen, ist Macht- und Gewaltausübung, Verrat und Vertrauensmißbrauch" (Gerlinghoff 1996, S. 31). Ungefähr 50 % von allen Jungen und Männern, Mädchen und Frauen, die an einer Essstörung leiden, sind Opfer von sexuellem Missbrauch. Dieses Trauma wird häufig jahrelang verdrängt und hat verheerende Folgen und dazu gehört auch die Magersucht (vgl. Baeck 1994, S. 11). Es gibt Familien, in denen ein Risiko für sexuellen Missbrauch höher ist. Diese Familien isolieren sich von der

Umwelt und es gibt keine Grenzen unter den Familienmitgliedern. Weitere Merkmale dieser Familien sind das Leugnen von Intimitäten, das Fehlen von Individualität oder eine unglückliche Ehe. Die Töchter gelten als Partnerersatz für die Väter und die Kinder tun alles, um die Erwartungen der Eltern zu erfüllen. In vielen Fällen fühlen sich die Opfer schuldig, obwohl nur der Erwachsene für den Missbrauch verantwortlich ist (vgl. Gerlinghoff 1996, S. 30-33).

Alles in allem gibt es viele verschiedene Ereignisse und unvorhersehbare Faktoren, die diese Sucht auslösen können. Um die Magersucht letztendlich besiegen zu können, müssen die Betroffenen den Ursachen auf den Grund gehen. Nur so können sie ihre Situation verändern und geheilt werden.

Gesellschaftliche Einflüsse

Die Gesellschaft hat einen großen Einfluss auf die Menschen. Magersucht kann nur dort auftreten, wo Nahrungsmittel keine Mangelware, sondern im Überfluss und zu jeder Zeit zur Verfügung sind, denn Magersucht bedeutet ein freiwilliger Verzicht auf Nahrung und kein hungern, wie es in den Entwicklungsländern der Fall ist.

In unserer Gesellschaft werden Frauen mit Übergewicht negativ bewertet. Heutzutage muss die Frau schlank sein, um als attraktiv zu gelten. Täglich sieht man im Fernsehen oder auf Plakaten hübsche, dünne Frauen, die für Erfolg stehen und man kann diesen Einflüssen so gut wie gar nicht mehr aus dem Weg gehen. In den Köpfen hat sich eingeprägt, dass man von allein erfolgreich wird, sowohl privat als auch beruflich, wenn man nur schlank ist. Die Betroffenen beginnen darauf zu achten, was sie essen, und sie zählen akribisch die aufgenommenen Kalorien. Ihnen geht folglich ein gesundes und normales Essverhalten verloren (vgl. Harland, Siegel 1996, S. 30). In den Medien wird viel über Magersucht berichtet und dadurch wird zwar das Problem aufgedeckt, jedoch gibt es dabei einen negativen Aspekt. Einige eifern diesen Beispielen nach und werden durch die Medien erst auf die Idee gebracht, dass man sehr viel in sehr schneller Zeit abnehmen kann, wenn man freiwillig auf die Nahrung oder bestimmte Mahlzeiten verzichtet (vgl. Harland, Siegel 1996, S. 32).

Des Weiteren spielen gesellschaftliche Zwänge bei der Entstehung der Anorexie eine große Rolle. Heutzutage ist es in unserer Gesellschaft normal, wenn Frauen mit dem Essen aufhören, obwohl sie noch nicht satt sind. Sie führen Diäten durch, anstatt zu essen, wenn sie Hunger haben. Die wenigsten wählen Nahrungsmittel, die sie gerne essen oder auf die sie Appetit haben, sondern sie achten darauf, dass sie nicht allzu viele Kalorien aufnehmen. Frauen assoziieren in der heutigen Zeit Erfolg mit einer schlanken Figur. Wenn man beruflich nicht so erfolgreich ist wie erwartet, versuchen die Betroffenen auf einer anderen Ebene die Beste zu sein, sie wollen eine perfekte Figur. Dies trifft besonders auf Frauen zu, die ein geringes Selbstwertgefühl haben. Die Betroffenen werden in ihrem Verhalten bestätigt, wenn sie Lob und Anerkennung für die Gewichtsreduzierung erhalten. Jedoch entspricht dieses Schönheitsideal, was sich in den Köpfen vieler junger Mädchen und Frauen eingeprägt hat, nicht der Realität. Seit den 1950er Jahren hat sich das Durchschnittsgewicht in den Industrieländern erhöht (vgl. Harland, Siegel 1996, S. 38 f.).

Ein Grund, weshalb es immer mehr Betroffene von Essstörungen gibt, sind die geänderten Lebensanforderungen. Das Bild der Frau hat sich in der Gesellschaft verändert. Früher war die Frau für die Erziehung der Kinder und für den Haushalt verantwortlich. Die Ausbildung war eher nebensächlich. Heutzutage sind viele Frauen selbstständig und unabhängig und stehen in so gut wie allen Lebensbereichen in Konkurrenz zu den Männern. Auf der einen Seite sollen die Frauen Wärme, Herzlichkeit und Einfühlungsvermögen zeigen und auf der anderen Seite sollen sie erfolgreich, unabhängig und selbstständig sein. Die Betroffenen geraten in einen Konflikt, denn sie wollen sowohl den traditionellen als auch dem modernen Bild entsprechen. Es wird teilweise viel erwartet von

Mädchen und Frauen und wenn sie die Konflikte und Probleme nicht lösen können, flüchten sie sich in die Magersucht (vgl. Harland, Siegel 1996, S. 33).

Soziale Schicht

Die Magersucht war früher ein Problem der Mittelschicht, hat sich heute jedoch über alle sozialen Schichten ausgebreitet. Das Wertesystem des Mittelstandes spielte eine große Rolle und Geld und Besitz waren entscheidend, denn das „Geld ist der sichtbare Gradmesser ihrer Leistung, der etwa in Form eines Hauses der Umwelt präsentiert werden kann" (Gerlinghoff 1996, S. 26). Für die Eltern der Mittelschicht war es früher besonders wichtig, dass ihre Kinder eine gute Schulausbildung erhalten, ein Leistungsdenken stand im Vordergrund und sie waren um einen sozialen Aufstieg bemüht. In der heutigen Zeit streben die meisten Eltern aus allen Schichten für ihre Kinder den bestmöglichen Schulabschluss an und sie erwarten von ihren Kindern gute bis sehr gute Leistungen, die jedoch nicht alle erfüllen können. Insbesondere diejenigen, die ein geringes Selbstwertgefühl aufweisen, haben Selbstzweifel und können mit Essstörungen reagieren (vgl. Harland, Siegel 1996, S. 44).

Bildung

Anorektikerinnen haben einen sehr hohen Bildungsstand und sind sehr erfolgsorientiert. Sie wollen den Erwartungen ihrer Eltern entsprechen und sie definieren sich über ihre Leistung. Viele Magersüchtige sind Klassenbeste. Die Betroffenen haben ein geringes Selbstwertgefühl und durch ihre Leistungen wollen sie Anerkennung bekommen, jedoch fühlen sie sich anderen gegenüber weiterhin minderwertig, auch wenn sie sehr gute Leistungen erbringen. Sie können nicht stolz sein auf das, was sie erreichen. Sie wollen perfekt sein (vgl. Harland, Siegel 1996, S. 45). Eine Therapeutin schildert über einen Fall Folgendes:

> Jeannette hatte sich bereits nach zwei Jahren bis an die Grenze gehungert, an der akute Lebensgefahr besteht. [...] Jeannette kam um 14 Uhr zu einem Gespräch zu mir. Bis 13 Uhr hatte sie eine mehrstündige Klausur geschrieben, die später mit der Note 1 bewertet wurde. In dem Gespräch war sie dann nicht mehr in der Lage, genaue Angaben zu ihrer Person und Vorgeschichte zu machen. [...] Ich brach das Gespräch nach kurzer Zeit ab, und zwei Stunden später lag sie auf einer Intensivstation. Ihr Zustand war bereits so ernst, daß sie über eine Woche in Lebensgefahr schwebte (Gerlinghoff 1992, S. 18; Auslassung: J.H.).

Dieses Beispiel zeigt, dass die Betroffenen trotz der Magersucht noch sehr gute Leistungen erbringen können, danach aber kaum noch Kräfte besitzen.

Alles in allem tritt heutzutage in allen sozialen Schichten Magersucht auf und die Betroffen sind sehr intelligent und sehr erfolgreich in der Schule, im Studium oder im Beruf.

Familiäre Einflüsse

Für die Entwicklung eines Kindes hat die Familie eine ausschlaggebende Bedeutung, denn durch die Familie wird die Persönlichkeit eines Kindes geprägt und sie ist die primäre Sozialisationsinstanz.

Anorektikerinnen kommen nur in wenigen Fällen aus einer Familie, wo die Eltern getrennt leben oder geschieden sind, also aus einer so genannten broken-home-Situation. Die meisten Betroffenen kommen aus einer intakten Familie bzw. die Familien weisen nach außen hin ein intaktes Familienleben auf. Sie repräsentieren die so genannte Bilderbuchfamilie. Diese Familien orientieren sich an den gesellschaftlichen Normen, erfüllen Pflichten und Fleiß, Erfolg und überdurchschnittliche Leistungen stehen im Vordergrund. Die Eltern achten auf die gute Erziehung und Bildung der Kinder. Der Vater ist für die Finanzierung verantwortlich. Viele arbeiten von morgens bis abends und ermöglichen somit den materiellen Wohlstand der Familie. Die Frauen sind für die Erziehung der

Kinder und für die Führung des Haushaltes verantwortlich (vgl. Gerlinghoff 1992, S. 61 f.). Nach außen hin sind es perfekte Familien, doch in den Familien werden Probleme nicht offen angesprochen, es kommt zu keinen Diskussionen und Konflikte werden ebenfalls vermieden. Gefühle und Emotionen, wie zum Beispiel Wut, Ärger oder Zorn werden nicht offen gezeigt, aus Angst damit die Familie zu zerstören oder auch nur das Bild der Familie zu zerstören (vgl. Harland, Siegel 1996, S. 40). Die Eltern gestehen sich vor den Kindern keine Schwäche ein, sie treten sicher und unfehlbar vor den Kindern auf (vgl. Gerlinghoff 1992, S. 63). Die magersüchtigen Töchter fühlen sich für die Harmonie in der Familie verantwortlich. Sie tun alles, damit ihre Familie glücklich und zufrieden ist. Einerseits haben sie große Angst davor, dass bei unterschiedlichen Meinungen die ganze Familie zerbricht und so versuchen sie den Wünschen ihrer Eltern zu entsprechen. Sie lehnen sich nicht gegen die Eltern auf, sie wollen erfolgreich und etwas Besonderes mit herausragenden Leistungen sein. Auf der anderen Seite sind die Betroffenen den Eltern dankbar und setzen sich unter Druck, um sich auch als dankbar den Eltern gegenüber zu erweisen. Sie passen sich ihrer Umwelt an, nehmen Meinungen an und können sich dadurch nicht selbst entfalten und so sein, wie sie eigentlich sind. Die individuelle Entwicklung bleibt aus und sie haben ein niedriges Selbstwertgefühl. Die Anorektikerinnen sind stolz darauf, dass es in ihren Familien keine Konflikte und Auseinandersetzungen gibt. Denn Auseinandersetzungen und Konflikte bedeuten für die Magersüchtigen Angst und mögliche Trennungen. Meinungsveränderungen assoziieren sie mit Charakterlosigkeit. „Seelische Bedürfnisse, Sehnsüchte, Enttäuschungen, Demütigungen und Kränkungen gelangen nicht an die Oberfläche. Gefühle zu haben oder sie zu zeigen, gilt als Schwäche“ (Gerlinghoff 1996, S. 26). Die Eltern fordern von ihren Kindern keine Unabhängigkeit und Selbstständigkeit und für die Kinder in solchen Familien ist es schwierig, sich diese Eigenschaften anzueignen (vgl. Gerlinghoff 1996, S. 25 f.).

Alles in allem sind auch die Ursachen für die Magersucht in den Familien zu suchen und deren Verhalten in der Therapie zu analysieren, damit den Betroffenen geholfen werden und die Familie bestimmte Verhaltensweisen vermeiden kann. Magersucht kommt besonders häufig in Familien vor, die nach außen hin perfekt auftreten, die keine Konflikte austragen, keine Gefühle offen zeigen und es zu keinen spontanen Reaktionen innerhalb der Familie kommt. Der einzige Makel dieser Bilderbuchfamilie ist die Magersucht der Tochter.

Die Rolle der Mutter

Die Mütter spielen eine besonders große Rolle bei den familiären Ursachen für die Magersucht. In vielen Familien ist die Mutter die erste Bezugsperson der Kinder und dies über einen längeren Zeitraum. „Viele Psychologen gehen davon aus, daß eine übervorsichtige Mutter, die ihr Kind stark behütet und ihm jeden Wunsch von den Augen abliest, dazu beitragen kann, daß es später Eßstörungen bekommt“ (Harland, Siegel 1996, S. 42). Dieses Verhalten der Mütter hat zur Folge, dass die Kinder von der Mutter abhängig werden, sie haben nie die Möglichkeit, Wünsche zu äußern oder gar eigene zu entwickeln, denn die Mutter meint immer zu wissen, was ihre Kinder wann benötigen. Des Weiteren entwickeln die Magersüchtigen keine eigenen Bedürfnisse, jedoch ein geringes Selbstwertgefühl. Wenn die Kinder im Säuglingsalter immer schon gefüttert werden, bevor sie schreien, stellt sich kein Hungergefühl in den darauf folgenden Jahren ein, denn sie essen jedes Mal bevor sie hungrig sind. Kleinkinder tragen häufig Machtkämpfe bezüglich des Essens aus und wenn sie das Essen verweigern, ist es ihre Art Selbstständigkeit zu beweisen. Kinder müssen sich auch mal durchsetzen und ab und zu sollten die Wünsche des Kindes akzeptiert werden. Dies ist wichtig, damit die Kinder eine eigene Identität entwickeln können (vgl. Harland, Siegel 1996, S. 42 f.). Mütter machen ihre Töchter häufig auch zu ihren Vertrauten und reden mit ihren magersüchtigen Töchtern zum Beispiel über Probleme in ihrer Ehe. Da die Betroffenen ohnehin schon labil und unsicher sind, lösen solche Geständnisse mehr Angst aus. „In den Mädchen werden massive Angstgefühle ausgelöst, einmal weil es fürchtet, die Ehe der Eltern könnte zerbrechen, zum anderen es ist die Angst vor dem Leben der Erwachsenen, vor der Sexualität, letzten Endes vor dem Mann“ (Gerlinghoff 1992, S. 66). Magersüchtige schildern ihr Verhältnis zu ihren Müttern zum Beispiel so: „Ich nahm die Rolle an, die meine Mutter mir überstülpte. [...] wurde immer mehr zu ihrer Verbündeten, mit der sie über alles reden konnte. Sie lud alles bei mir ab, auch ihre Eheprobleme, und erschütterte so mein Vater- und Männerbild enorm [...]“ (Gerlinghoff 1996, S. 29; Auslassung: J.H.).

Letztendlich sehen viele Mütter die Magersucht ihrer Töchter als Enttäuschung an, denn sie gaben viel auf, beispielsweise den Beruf, und investierten viel Zeit in die Erziehung und versuchten sie auf den richtigen Weg zu bringen (vgl. Gerlinghoff 1992, S. 67). Viele Magersüchtige wollen nicht so werden wie ihre Mütter und lehnen sie als Vorbild ab.

Alles in allem muss man die Ursachen für die Magersucht auch in den Familien der Betroffenen suchen. Jede Betroffene hat eine andere Vorgeschichte, auf die man individuell eingehen muss. Es gibt natürlich auch Familien mit ähnlichen Verhaltensweisen, bei denen die Kinder keine Essstörung entwickeln.

Funktion der Magersucht

Alle Anorektikerinnen wollen etwas mit Hilfe der Magersucht unbewusst vermitteln. Um den Sinn und die Botschaft zu entschlüsseln, muss man auf jede Betroffene individuell eingehen und ihr zuhören. Die Betroffenen empfinden die Krankheit nicht als Leid und Schmerz, sie fühlen sich nicht krank, sondern sie empfinden durch die Magersucht Macht und Stärke. Um ein Leben mit der Anorexie führen zu können, benötigt man viel Kraft und Selbstüberwindung. Die Magersucht wird für viele Anorektikerinnen zum Lebensinhalt und sie sehen nur darin ihren Sinn des Lebens. Sie flüchten sich in die Essstörung bei Spannungen, Konflikten und Kränkungen. Des Weiteren schützt die Sucht vor dem Erwachsenwerden (vgl. Gerlinghoff 1996, S. 33 f.).

Magersüchtige fühlen oftmals eine innere Leere und ersetzen Gefühle mit Hilfe der Krankheit. In anderen Fällen ist es eine Möglichkeit, durch die ständige Reduzierung des Gewichtes, Gefühle nach außen hin zu zeigen. Häufig ist es ein Hilferuf. Die Betroffenen sehnen sich nach Liebe und Zuneigung, nach Geborgenheit, Wärme und Schutz. Sie grenzen sich von ihrer Umwelt und den Mitmenschen ab. Einige Betroffene finden in der Magersucht einen Ersatz für Freunde und Partner. Andere wiederum setzen die Magersucht als Waffe ein. Dies kann auch unbewusst geschehen. Bei Eltern lösen die magersüchtigen Kinder Angst aus und sie würden alles dafür tun, damit ihre Kinder wieder vernünftig essen. Durch diesen Weg bekommen sie Aufmerksamkeit. Andere Jugendliche grenzen sich durch ihre Kleidung, Taten oder Worte ab, Anorektikerinnen dagegen umgehen Auseinandersetzungen. Auf Grund der Magersucht werden die Betroffenen im Verlauf der Zeit immer schwächer und können nicht mehr ihren Beruf ausführen oder in die Schule gehen. Die Freunde ziehen sich zurück, die Eltern kommen nicht mehr an ihre Kinder heran und die Betroffenen isolieren sich mehr und mehr. Die Magersucht wird der zentrale Lebenspunkt, alle Gedanken drehen sich nur noch um das Essen und die Anorexie ist das einzige, was ihnen bleibt (vgl. Harland, Siegel 1996, S: 52 f.).

Zusammenfassend lässt sich sagen, dass jede Betroffene einen anderen Sinn in ihrem Verhalten sieht. So können einige nur auf diesem Weg ihre Gefühle äußern und für andere gibt es nichts weiter in ihrem Leben außer der Magersucht.

Auswirkungen und Folgen der Magersucht

Körperliche Folgen

Essstörungen bleiben nicht ohne Folgen. Sie wirken sich auf den Körper aus, aber auch die Psyche verändert sich durch die Magersucht.

„Magersucht ist im schlimmsten Fall eine Erkrankung mit tödlichem Ausgang. Etwa ein Zehntel aller Magersüchtigen stirbt infolge des langsamen Aushungerns“ (Harland, Siegel 1996, S. 22). Die deutlichste Auswirkung der Magersucht für den Körper ist der Gewichtsverlust. Am Anfang der Krankheit haben die Betroffenen Euphoriegefühle und einige Zeit später schüttet der Körper Endorphine aus, damit das Hungergefühl unterdrückt werden kann. Der Körper reagiert auf die Nahrungseinstellung. Im weiteren Verlauf der Krankheit kommt es zum Ausbleiben des Eisprungs und der Menstruation. Magersüchtige haben einen niedrigen Blutdruck, sie frieren sehr oft, leiden an Haarausfall, haben eine trockene Haut und je nachdem in welchem Alter die Magersucht beginnt, kann sich der Körper nicht vollständig entwickeln, wie zum Beispiel die Brust bei sehr jungen Mädchen. Der Körper ist durch die Anorexie so geschwächt, dass die Betroffenen oftmals auch an Konzentrationsstörungen und Schlaflosigkeit leiden. Der Stoffwechsel verändert sich und Organe, wie das Herz oder die Nieren, können geschwächt werden. Dies kann wiederum zur Folge haben, dass sich im Körper, vor allem an den Beinen, Wasser ansammelt, so genannte Ödeme. Außerdem kann im weiteren Verlauf der Krankheit das Gehirn nicht mehr mit allen lebenswichtigen Stoffen versorgt werden, was Wahnvorstellungen hervorrufen kann. Im schlimmsten Fall kann eine Magersucht tödlich enden (vgl. Harland, Siegel 1996, S. 22 f.).

Alles in allem wirkt sich Anorexia nervosa sehr unterschiedlich auf den Körper aus. Es hängt davon ab, wann die Essstörung erkannt wird und in welchem Stadium die Therapie beginnt.

Psychische und soziale Folgen

Magersüchtige haben ein geringes Selbstwertgefühl. Sie tun alles, um von ihren Mitmenschen und in der Gesellschaft anerkannt zu werden. Anderen fühlen sie sich unterlegen und sie haben häufig Depressionen und Angst.

Des Weiteren können sie ihre Gefühle nicht offen zeigen, erkennen ihre eigenen Wünsche nicht und können diese folglich auch nicht äußern (vgl. Harland, Siegel 1996, S. 24).

Zusätzlich ändert sich auch durch die Magersucht das soziale Verhalten der Betroffenen. Viele Anorektikerinnen ziehen sich zurück, leben isoliert und kapseln sich von ihren Mitmenschen ab. Selbst wenn sie vor dem Auftreten der Krankheit offen und aufgeschlossen waren und viele Freunde hatten, sind sie nicht mehr sehr gesellig, reagieren oft gereizt und empfinden Gespräche als anstrengend. Durch ihr launisches Verhalten ziehen sich die Freunde nach und nach zurück. Magersüchtige haben auch Angst vor gemeinsamen Treffen mit Freunden, wenn sie nicht ausschließen können, dass es dort etwas zu essen gibt. Aus Angst davor, meiden sie die Treffen. Des Weiteren werden feste Beziehungen abgebrochen oder gar nicht erst aufgebaut. Jedoch gibt es auch Ausnahmen. Einige Magersüchtige haben viele oberflächige Kontakte, aber keine dauerhaften und intimen Beziehungen (vgl. Harland, Siegel 1996, S. 24 f.).

Schlussfolgerungen → persönliche Meinung

Diese Hausarbeit verdeutlicht, dass heute mehr denn je Essstörungen, wie die Magersucht, ein Problem bei Jugendlichen, insbesondere bei Mädchen und jungen Frauen, ist. Auf die gesamte Bevölkerung bezogen ist die Zahl der Betroffenen, nämlich etwa 1 %, nicht viel, aber die Anzahl der Betroffenen steigt stetig an. Erschreckend ist auch, dass die Kinder heutzutage immer jünger werden, die sich Gedanken, ob sie zu dick sind.

Es gibt verschiedene Ereignisse, die die Anorexie auslösen können. Nicht gleich eine Bemerkung zur Figur ruft die Essstörung hervor, sie kann aber letztendlich das so genannte Fass zum Überlaufen bringen. Und auch nicht jede Frau, die eine Diät macht, bekommt eine Essstörung. Die familiären Umstände sowie die Erziehung spielen eine große Rolle. Meiner Meinung nach sollte man vor allem in der Familie offen über Probleme reden können und Gefühle zeigen dürfen. Man verbringt als Kind die meiste Zeit zusammen mit der Familie und wenn man nicht dort so sein darf, wie man ist, wo denn sonst? Probleme sollten meines Erachtens nicht totgeschwiegen werden und wenn man sich über ein bestimmtes Ereignis oder ein Familienmitglied ärgert, sollte das angesprochen werden. Nur so kann man verhindern, dass man jemanden unbewusst über längere Zeit kränkt oder verletzt. Ein Familienleben sollte harmonisch sein, aber diese Harmonie darf nicht erzwungen und schon gar nicht die Aufgabe eines Kindes sein.

Durch die Hausarbeit wurde verdeutlicht, dass die Mütter eine besondere Rolle bei der Entwicklung des Kindes spielen. Ich denke, dass vielen Müttern gar nicht bewusst ist, was für Folgen es haben kann, wenn sie ihre Kinder zu stark behüten. Sie meinen es nur gut, aber sie sollten den Kindern einen gewissen Spielraum lassen, in dem die Kinder ihre Wünsche und Bedürfnisse äußern können. Jedoch bin ich der Meinung, dass heutzutage die Eltern mehr Wert darauf legen, dass ihre Kinder selbstständig werden und Selbstbewusstsein sowie ein Selbstwertgefühl entwickeln.

Des Weiteren werden die Menschen in der heutigen Zeit stark von der Gesellschaft beeinflusst. Fast alle Menschen, die im öffentlichen Leben zu sehen sind, wie beispielsweise Schauspieler, Sänger oder Moderatoren haben eine schlanke Figur und das häufig auch, wenn sie schon älter sind. Man kann sich diesen Einflüssen selten entziehen. Überall stößt man darauf, ob in Zeitschriften, im Fernsehen oder auf Plakaten auf der Straße.

Des Weiteren fand ich es sehr erschreckend, dass für einige die Magersucht den Lebensinhalt darstellt und nur in der Anorexie der Sinn des Lebens gesehen wird.

Alles in allem sollten Eltern, Freunde, Klassenkameraden, Lehrer, Kommilitonen oder Kollegen immer die Augen offen halten und bewusst etwas unternehmen, wenn sie der Meinung sind, dass jemand gefährdet ist an einer Essstörung zu erkranken. Man sollte nicht die Augen verschließen, nicht die Magersüchtigen hängen lassen, sondern unterstützen, damit sie einsehen, dass sie krank sind, und geheilt werden können. Man muss ihnen zeigen, dass sie geliebt werden, denn jeder Mensch ist etwas Besonderes, ganz gleich ob dick oder dünn!

Literaturverzeichnis

Baeck, Sylvia (1994): Eßstörungen bei Kindern und Jugendlichen. Ein Ratgeber für Eltern, Angehörige, Freunde und Lehrer. Freiburg im Breisgau: Lambertus Verlag

Buhl, Charlotte (1991): Magersucht und Eßsucht. Ursachen, Beispiele, Behandlung. Stuttgart: Hippokrates Verlag GmbH, 2. durchges. Auflage

Cuntz, Ulrich/ **Hillert**, Andreas (2003): Eßstörungen. Ursachen, Symptome, Therapien. München: C.H. Beck, 3. akt. Auflage

Gerlinghoff, Monika (1992): Magersüchtig. Eine Therapeutin und Betroffene berichten. München: Piper, 4. Auflage

Gerlinghoff, Monika/ **Backmund**, Herbert (1995): Therapie der Magersucht und Bulimie. Weinheim: Beltz

Gerlinghoff, Monika (1996): Magersucht und Bulimie – Innenansichten. München: Pfeiffer

Habermas, Tilmann (1994): Zur Geschichte der Magersucht. Frankfurt am Main: Fischer

Harland, Simone/ **Siegel**, Wolfgang (1996): Eßstörungen. Erkennen und behandeln. Kültigen/Aarau: Midena-Verlag

Karren, Ulrike (1986): Die Psychologie der Magersucht. Bern, Stuttgart, Toronto: Verlag Hans Huber

Orbach, Susie (1990): Hungerstreik. Ursachen der Magersucht; neue Wege zur Heilung. Düsseldorf: ECON

Internetquellen

http://www.magersucht-online.de/ursachen.htm

(Grundlagen und Ursachen für Magersucht) entnommen am 20.02.2006

Vergleich unterschiedlicher Therapiemöglichkeiten der Magersucht von Irene Ballmann
2009

Einleitung

Der Fall des brasilianischen Supermodels Ana Carolina Reston, die mit 21 Jahren an ihrer Magersucht starb, und/oder ähnlich tragische Geschichten, wie die des 22-jährigen Topmodels Luisel Ramos, die während einer Show mit Herzversagen nach einer vorherigen radikalen Hungerkur (12 kg Gewichtsabnahme in kürzester Zeit) zusammenbrach, tauchen gehäuft in den Medien auf und schockieren die Bevölkerung.

Neben diesen erschreckenden Tatsachen ist die Aussage „Die Frauen wundern sich, dass sie nicht so aussehen wie wir. Sie wissen nicht, dass wir auch nicht so aussehen.“ (Crawford, 2009; zitiert nach Raabe, 2009) von Topmodel Cindy Crawford bemerkenswert, da sie doch darauf hinweist, dass nahezu jedes Werbefoto nachträglich bearbeitet wurde. Die extrem dünnen Körper der Models auf Werbeplakaten und in den Medien sind demnach *normalerweise* nur eine Illusion. Doch es gibt auch Ausnahmen, wie z. B. Ana Carolina Reston, die diese Körperformen real aufweisen, dafür aber mit ihrem Leben bezahlen. Solche magersüchtigen Models tragen dazu bei, dass gerade junge, sich in der Pubertät befindende Mädchen, die diesem Schlankheitsideal noch nicht so kritisch gegenüberstehen wie Erwachsene, glauben, dass dieser dürre Körperbau als ideale Körperform anstrebenswert ist. Gerade in diesem Alter ist praktisch jede Methode recht, um diesem Ideal in der Realität etwas näher zu kommen.

In der vorliegenden Arbeit steht die Sucht *Anorexia Nervosa* im Mittelpunkt der Auseinandersetzung. Ihr Bekanntheitsgrad ist in den letzten zwei bis drei Jahrzehnten deutlich angestiegen, was unter anderem auf die wachsende Anzahl der Betroffenen, insbesondere bei jungen Frauen im Alter zwischen 14 und 18 Jahren, sowie die häufigere Thematisierung in den Medien zurückzuführen ist.

Neben dem allgemeinen Interesse an dieser Erkrankung motivierten mich insbesondere einige Fragen im Zusammenhang mit dieser Thematik, die in vielen Fachbüchern häufig aufgrund mangelnden Wissens oder weniger Informationen bisher nur ansatzweise oder gar nicht behandelt wurden. Es handelt sich dabei um Fragestellungen zum Thema der verschiedenen Therapiemöglichkeiten bei Magersucht und deren Wirksamkeit: Welche unterschiedlichen Behandlungsmöglichkeiten existieren für betroffene Magersüchtige und wie wirksam sind diese? Gibt es nach den Ergebnissen der aktuellen Forschung eine besonders gute bzw. schlechte Behandlungsmethode? Welche Schlussfolgerungen oder Konsequenzen könnte man aus diesen Resultaten ziehen?

Doch bevor ich mich diesen speziellen Fragen im Hauptteil widme, soll im einführenden ersten Kapitel zunächst grundlegendes Wissen zu der psychischen Störung „Essstörung" im Allgemeinen und im zweiten Kapitel im Speziellen zur Magersucht vermittelt werden. Dieses stellt zum Verständnis der speziellen Thematik des Hauptteils eine notwendige und wichtige Voraussetzung dar. Dazu gehören begriffliche Abgrenzungen, die Nennung der typischen Symptomatiken, die Genese der Magersucht, die medizinisch-diagnostischen Aspekte, epidemiologische Daten und Folgen sowie die Darstellung der gängigsten Erklärungsansätze.

Das fünfte und letzte Kapitel geht schließlich auf die spezielle Fragestellung ein, indem dort die im vierten Kapitel vorgestellten Behandlungsmöglichkeiten der Anorexia Nervosa auf ihre Wirksamkeit hin überprüft werden.

Einführung in die Thematik der Magersucht

Essstörungen (F 50. -)

Definition:

Grundsätzlich umfasst der Begriff Essstörungen alle von der „(…) Norm abweichenden Auffälligkeiten des Essverhaltens, die zu psychischen Störungen und Veränderungen des Körpergewichts führen (…)“ (Fröhlich, 2000; zitiert nach Legenbauer & Vocks, 2006, S. 2).

Allen verschiedenen Formen von Essstörungen ist gemein, dass sie wesentlich mehr als nur Probleme des Essverhaltens beinhalten. Denn hinter dem körperlichen Hunger steckt meist ein seelischer Hunger nach Zuwendung, Liebe und Anerkennung.

Diagnosekriterien

Der Begriff Essstörungen wird in den internationalen Klassifikationssystemen ICD-10[1] und DSM-IV [2] den Verhaltensauffälligkeiten mit körperlichen Störungen und Faktoren zugeordnet und gehört damit zu den psychischen Störungen (Kapitel V: F50 – F59[3]).

Dabei werden Essstörungen in die zwei großen Kategorien Anorexia Nervosa und Bulimia Nervosa unterteilt, wobei jeweils noch zwischen der typischen und atypischen Form unterschieden wird. Die atypische Form stellt eine Art Vorstufe dar und weist nicht alle charakteristischen Merkmale auf. Joraschky, Lausberg und Pöhlmann gehen auf weitere Subtypen der Anorexia Nervosa neben

---

[1] ICD - 10 = 10. Revision der **I**nternational Statistical **C**lassification of **D**iseases and Related Health Problems

[2] DSM - IV = 4. Revision des **D**iagnostic and **S**tatistical Manual of **M**ental Disorders

[3] F 50- F 59 = Nummerierung der einzelnen Störungsbilder der Psychischen und Verhaltensstörungen

der vorhin erwähnten atypischen Form ein (vgl. Joraschky et al., 2008, S. 9). So existiert eine restriktive Form und eine durch Essanfälle mit anschließendem selbstinduzierten Erbrechen geprägte bulimische Form (binge/purge-type). Zusätzlich werden in den DSM-IV noch die nicht näher bezeichneten Essstörungen, zu denen die Binge-Eating-Disorders zählt, aufgeführt.

Um eine Person in eines dieser Störungsbilder einstufen zu können, muss das konkrete Essverhalten überprüft werden. Dabei kommen die gestörten Verhaltensweisen im pathologischen Umgang mit Nahrung zum Ausdruck, wobei sich diese im Fall der Anorexia Nervosa in Form von Verweigerung ausreichender Nahrungsaufnahme und im Fall der Bulimia Nervosa in Form von Heißhungerattacken mit anschließendem Erbrechen äußern. Zudem befassen sich essgestörte Personen ununterbrochen mit Themen wie Figur, Nahrung, Gewicht und haben oftmals eine gestörte Wahrnehmung ihres Körperbildes. Selbstwertprobleme, z. B. im Sinne von Schamgefühlen, Depressionen, psychosozialen und sexuellen Problemen, und eine ausgeprägte Leistungsorientierung (vgl. Fairburn et al., 2003; zitiert in Legenbauer & Vocks, 2006, S. 2) stellen keine Seltenheit dar.

Diese Arbeit befasst sich schwerpunktmäßig mit den Ursachen, Auswirkungen und Therapiemöglichkeiten der Essstörung Anorexia Nervosa.

Überleitung

Anorexia Nervosa (F 50.0)

Definition

Die Anorexia Nervosa ist nach der Definition vom Deutschen Institut für Medizinische Dokumentation und Information „(…) durch einen absichtlich selbst herbeigeführten oder aufrechterhaltenen Gewichtsverlust charakterisiert“ (Deutsches Institut für Medizinische Dokumentation und Information, 2008).

Wunderer und Schnebel geben an, dass Anorexia Nervosa von dem griechischen Wort „Anorexis“ abgeleitet und wörtlich „fehlendes Verlangen“ bzw. „Appetitlosigkeit" bedeutet. Der Zusatz „Nervosa" spiegelt dabei den innerlichen Hunger bzw. die innerliche Unruhe der Magersüchtigen wieder. Die gängige deutsche Übersetzung von Anorexia Nervosa ist „Pubertätsmagersucht", bei der die meist jugendlichen weiblichen Betroffenen durchaus ein fehlendes Verlangen nach Nahrung zeigen. Die Verweigerung der Nahrung ist das äußerlich sichtbare Zeichen der Krankheit, doch eigentlich geht es um viel mehr (vgl. Wunderer & Schnebel, 2008, S. 22). Selvini Palazzoni weist darauf hin, dass die an Anorexia Nervosa erkrankten Menschen ihr inneres Seelenleben vor ihrer sozialen Umwelt verschließen, so dass es umso schwieriger wird, die wahren Gründe und Ursachen der psychischen Störung zu ergründen. Magersüchtige Menschen verspüren den inneren bewussten Wunsch abzumagern und legen dazu eine sehr niedrige Gewichtsschwelle für sich selbst fest; es handelt sich also nicht *nur* um eine rein körperliche Appetitlosigkeit (vgl. Selvini Palazzoni, 2003, S. 37).

Diagnosekriterien

Ausgehend von den sehr ähnlichen ICD-10- bzw. DSM-IV- Diagnosekriterien wird eine Person dann als magersüchtig eingestuft, wenn sie sich strikt weigert, ein gesundes Körpergewicht (19 < BMI[4] > 24 für 19- bis 24-jährige Frauen, Berechnung: kg/m²) zu halten bzw. während der Adoleszenzphase zu erreichen und eine ausgeprägte Gewichtsphobie besteht.

Folgende Merkmale sind für anorektische Personen zutreffend: Extremes Untergewicht

(BMI < 17.5 kg/m²), pathologisches Essverhalten, Störung der Selbstwahrnehmung (Körperschemastörung), endokrine Störungen wie z. B. Ausbleiben der Menstruation bei Frauen bzw. Potenzschwierigkeiten bei Männern (vgl. Meer-

[4] BMI ist die Abkürzung des englischen Ausdrucks „Body Mass Index", also die Körpermassenzahl. Dieser Wert gilt als Maßzahl für die Beurteilung von Über-, Normal- bzw. Untergewicht.

mann & Borgat, 2006, S. 16), Selbstwertprobleme, psychosoziale und sexuelle Schwierigkeiten sowie eine erhöhte Leistungsorientierung (vgl. Jacobi, Paul & Thiel, 2008, S. 7).

Die Diagnosekriterien nach DSM-IV sind durchaus ein strittiges Thema: so merken Schweiger et al. an, dass das Merkmal „Gewichtsphobie" kulturabhängig zu betrachten ist, denn v. a. in westlichen Kulturen besteht eine latente Angst vor Übergewicht auch bei Personen ohne Essstörung (vgl. Schweiger et al., 2003; zitiert in Wunderer & Schnebel, 2008, S. 25). Auch warnen Wunder und Schnebel davor, die Diagnose Anorexia Nervosa den Patienten mitzuteilen, damit diese ihre krankhaften Verhaltensweisen nicht verstärkt verheimlichen (vgl. Wunderer & Schnebel, 2008, S. 25).

Die im Kontext der Anorexia Nervosa bekannt gewordene Forscherin Hilde Bruch versteht die Problematik der Magersucht folgendermaßen:

Der Geist siegt über den Körper. (....)Wenn man so unglücklich ist und nicht weiß, wie man etwas zuwege bringen soll, dann wird es zur Höchstleistung, Kontrolle über den eigenen Körper auszuüben. Man macht aus seinem Körper ein ganz eigenes Königreich, in dem man als Tyrann, als absoluter Diktator herrscht. (Bruch, 1999, S. 82)

Andere Formen von Essstörungen

Bulimia Nervosa (F 50.2)

Bulimia Nervosa wird von dem Klassifikationssystem ICD-10 als wiederholter Heißhungeranfall und übertriebene Körpergewichtskontrolle charakterisiert (vgl. Deutsches Institut für Medizinische Dokumentation und Information, 2008). Legenbauer und Vocks führen weiter aus, dass dieses Verhalten zu einem Verhaltensmuster führt, das durch Essanfälle und anschließendes Erbrechen und/oder den Gebrauch von Abführmitteln gekennzeichnet ist. Gründe sind häufig die Kompensation von unangenehmen Gefühlszuständen wie Unzufriedenheit,

Angst, Wut, Depressionen, Enttäuschung oder Einsamkeit. Dabei stellt die Aufnahme von mehr als 10 000 Kalorien (entsprechen etwa 20 Tafeln Schokolade) bei einem solchen Essanfall keine Seltenheit dar (vgl. Legenbauer & Vocks, 2006, S. 12).

Psychogene Essattacken (F 50.4)

Weitere unter die Bulimia Nervosa fallende Störungen sind die *Psychogenen Essattacken*, bei denen übermäßiges Essen als Reaktion auf bestimmte belastende Ereignisse, wie etwa Trauerfälle, Unfälle und Geburt stattfindet.

Eine weitere Form der Ess-Brech-Sucht ist das *Psychogene Erbrechen*, das zusätzlich zu dissoziativen Störungen (z. B. Schizophrenie) oder Hypochondrie auftritt (vgl. Deutsches Institut für Medizinische Dokumentation und Information, 2008).

Sonstige Essstörungen (F 50.8)

Zudem werden unter dem Begriff *Sonstige Essstörungen* Störungen wie z. B. *Pica* bei Erwachsenen (ständiges Essen von ungenießbaren Substanzen), *Rumination* bei Kindern (Heraufwürgen der Nahrung, um diese anschließend erneut zu kauen und herunterzuschlucken) oder *Psychogener Appetitverlust* (sehr wählerisches Essverhalten, das sich bereits im Säuglings- und Kleinkindalter manifestiert) zusammengefasst. Im Gegensatz zum Psychogenen Appetitverlust sind Pica und Rumination sehr seltene Phänomene (vgl. Deutsches Institut für Medizinische Dokumentation und Information, 2008).

Nicht näher bezeichnete Essstörungen (F 50.9)

Zu den *nicht näher bezeichneten Essstörungen* zählen u. a. *Binge-Eating-Disorders* und *Adipositas*. Binge-Eating-Disorders ähneln sehr stark der Bulimia

Nervosa, denn auch hier sind Essanfälle mit Kontrollverlust das zentrale Merkmal. Allerdings unternehmen die Betroffenen keine Kompensationsversuche, so dass ca. 30 - 40% zusätzlich an Adipositas leiden. Adipositas ist die so genannte Fettsucht, die jedoch nicht durch Essanfälle gekennzeichnet ist, sondern durch die Aufnahme einer konstant abnormen Menge von hochkalorischen Lebensmitteln, so dass der BMI meist über 30 kg/m^2 liegt (vgl. Deutsches Institut für Medizinische Dokumentation und Information, 2008).

Anorexia nervosa

Epidemiologische Daten

Essstörungen

Fast jedem ist das Thema Essstörungen aus den Massenmedien bekannt, so dass zunächst der Eindruck gewonnen wird, diese sei eine weit verbreitete psychische Erkrankung. Tatsächlich aber sind und bleiben Essstörungen nach den ICD-10- und DSM-IV- Kriterien und insbesondere die Magersucht seltene Erkrankungen. Laut Aussagen von Sydow, Retzlaff und Schweitzer leiden etwa 1,3% der erwachsenen Frauen und etwa 3% aller jugendlichen Mädchen in Deutschland an Essstörungen (vgl. Sydow et al., 2007, S. 81, 99). Nach Angaben des Instituts für Psychosomatik und Verhaltenstherapie ist eine von 100 Jugendlichen oder jungen Frauen im Alter zwischen 12 und 25 Jahren von Magersucht betroffen (vgl. Institut für Psychosomatik und Verhaltenstherapie, 2009). An Bulimie erkrankten etwa doppelt so viele Menschen und Zahlen für die Binge-Eating-Störung liegen bisher kaum vor (vgl. Berger, 2008, S. 38).

Insgesamt sind die Angaben zur Häufigkeit von Essstörungen unterschiedlich und schwanken, je nachdem welche Altersgruppe und soziale Schicht untersucht wurde.

Essstörungen treten zu 90% bei Frauen auf, so dass der Anteil der Männer mit 5 bis 10% statistisch irrelevant erscheint. Aktuell wird jedoch die Zunahme von essgestörten Männern diskutiert, wobei allerdings noch keine fundierten Studien zu dieser Problematik existieren (vgl. Huber & Kraemer, 2007, S. 3).

Im Jahr 2002 beliefen sich die Gesamtkrankheitskosten für Essstörungen nach Angaben des Statistischen Bundesamtes auf rund 223 Milliarden Euro (Mrd. €). Von diesen entfielen 10,7% bzw. 3,8 Mrd. € auf psychische Störungen und Verhaltensstörungen und steigerten sich bis 2006 sogar auf 11,3% bzw. 25,2 Mrd. €. Die Ausgaben für Essstörungen im Jahr 2002 lagen gerade mal bei 246 Mio. € (0,1%), wovon lediglich 21 Mio. € auf Männer entfielen. Dabei kristallisiert sich anhand von Abbildung 1 heraus, welche Altersgruppen am häufigsten von Essstörungen betroffen sind. Den größten Anteil mit 56% (141 Mio. €) nehmen ganz signifikant die 15- bis 30-Jährigen in Anspruch. Die 30 bis 45-Jährigen mit 18% und die unter 15-Jährigen mit 15% machen den zweit- und drittgrößten Anteil aus (vgl. Statistisches Bundesamt, 2002).

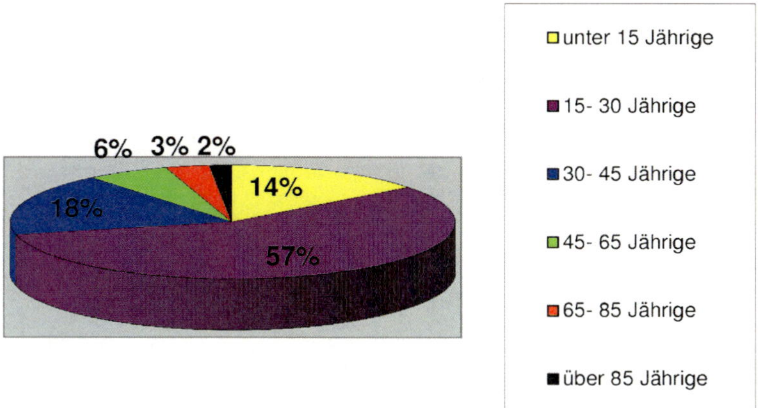

Abbildung 1: Ausgaben für Essstörungen im Jahr 2002

Quelle auf der Basis vom Statistischen Bundesamt 2002, leicht modifiziert

Prävalenzrate

Prävalenz drückt die Zahl der Erkrankten im Verhältnis zur Zahl der Untersuchten aus. Für den angloamerikanischen Raum liegen Daten zur Punktprävalenz aus Zwei-Phasen-Studien für junge essgestörte Frauen zwischen 15 und 25 Jahren vor, die besagen, dass die Prävalenzrate bei 0,3 - 1% liegt (vgl. Legenbauer & Vocks, 2006). Hill stellt als Ergebnis vieler westlicher Studien heraus, dass ca. 39% aller Frauen und 21% aller Männer in ihrem Leben schon einmal eine Diät gehalten haben, um Gewicht zu verlieren. Knapp zwei Drittel aller deutschen weiblichen Jugendlichen haben nach Angaben der Ärztekammer Niedersachsens bis zum 18. Lebensjahr mindestens einmal eine Diät zur Gewichtsreduzierung gemacht (vgl. Hill, 2002; zitiert in Fairburn & Brownell, 2002, S. 81).

Inzidenzrate

Aussagekräftig sind neben den Prävalenzraten die Inzidenzraten, die die Anzahl der Neuerkrankungen innerhalb eines bestimmten Zeitraumes beschreiben (vgl. Legenbauer & Vocks, 2006, S. 3). In Deutschland liegt die Inzidenzrate für Anorexia Nervosa bei 8 Fällen pro 100 000 Einwohnern im Jahr (vgl. Jacobi et al. 2004; zitiert in Legenbauer & Vocks, 2006, S. 3). Andere populationsbasierte Studien weisen eine Inzidenzrate von 19 Frauen und 2 Männern pro 100 000 Einwohner im Jahr auf, wobei sich diese bei Mädchen der Altersgruppe zwischen 13 und 19 Jahren auf 51 pro 100 000 Einwohner im Jahr erhöht (vgl. Joraschky et al., 2008, S. 10).

Nun stellt sich die Frage, ob ein Anstieg der Inzidenzrate in den letzten Jahren zu verzeichnen ist? Trotz eines Anstiegs der Anzahl von epidemiologischen Studien ist die Befundlage in den letzten Jahren inkonsistent. Für den Zeitraum 1994 bis 2000 liegen die Neuerkrankungsraten speziell für Anorexia Nervosa in Großbritannien in etwa konstant bei 4,2% je 100 000 Einwohner, so dass eine gewisse Stabilität der Inzidenzrate vorhanden zu sein scheint (vgl. Legenbauer & Vocks, 2006, S. 3). Eine andere schottische Studie von Eagles und Kollegen aus dem Jahre 1995 wies dagegen einen Anstieg der Inzidenzrate für Anorexia Nervosa nach vgl. Eagles et al., 1995; zitiert in Legenbauer & Vocks, 2006, S. 3). Eine neuere schweizerische Studie von Milos et al. verzeichnete im Zeitraum von 1956 bis 1995 Anstiege der Inzidenzrate von den 1960er bis in die 1980er Jahre (vgl. Milos et al., 2004; zitiert in Legenbauer & Vocks, 2006, S. 3). Auch Fairburn und Brownell weisen darauf hin, dass ebenfalls ein Anstieg der Inzidenzrate von den 1930er bis in die 1970er zu verzeichnen sei (vgl. Fairburn & Brownell, 2002, S. 234). Seit den 1970ern stellen sie nur in den Niederlanden eine Stagnation mit 5 Fällen pro 100 000 Einwohner fest. Ab den 1980ern ist allerdings eine übergreifende in vielen Ländern zu verzeichnende Stagnation zu erkennen.

Allgemein wird angenommen, dass die Inzidenzrate für die 15- bis 19-Jährigen in den Jahren 1980 bis 1989 angestiegen ist, die für die über 25-Jährigen aber relativ stabil geblieben ist.

Anorexia Nervosa

Die Anorexia Nervosa betrifft in der Bundesrepublik Deutschland nach Aussagen der niedersächsischen Ärztekammer etwa 100 000 Patienten. Jacobi et al. geben für den deutschsprachigen Raum eine Lebenszeitprävalenz von 1,3% an (vgl. Niedersächsische Ärztekammer, 2004c; zitiert in Legenbauer & Vocks, 2006, S. 3).

Generell gilt Anorexia Nervosa laut Legenbauer und Vocks als eine seltene Erkrankung der höheren sozialen Schichten. Zudem ist der Großteil der Betroffenen weiblich (im Verhältnis 11: 1); besonders anfällig sind junge Frauen der Altersgruppe zwischen 14 und 19 Jahren, denn sie stellen 40% der an Magersucht erkrankten Personen dar. Am häufigsten wurde der Befund der Anorexia Nervosa bei 14- oder 18-jährigen festgestellt (vgl. Fairburn & Brownell, 2002, S. 189). Im Jahr 2000 gibt Anderson an, dass der Anteil der männlichen Magersüchtigen weniger als 10 bis 20% aller an Magersucht erkrankten Personen ausmacht (vgl. Anderson, 2000; zitiert in Fairburn & Brownell, 2002, S. 189). Auffällig ist, dass diese Form der Essstörung oftmals im Kontext bestimmter Risikopopulationen, bei denen ein gewisses Aussehen oder Körpergewicht vorausgesetzt wird, auftritt. Typische Beispiele sind BalletttänzerInnen, Models und LeistungssportlerInnen (vgl. Legenbauer & Vocks, 2006, S. 3).

Mortalitätsrate

„Anorexia Nervosa ist die psychische Krankheit mit der höchsten Sterblichkeitsrate." (Herzog, 2001; zitiert nach Legenbauer & Vocks, 2006, S. 2)

Neben Anorexia Nervosa weist nur die Alkoholabhängigkeit eine ähnlich hohe Sterberate auf. Das Sterblichkeitsrisiko ist für Magersüchtige im Vergleich zu gesunden Personen viermal so hoch (vgl. Legenbauer & Vocks, 2006, S. 3). Nach Aussagen von Fonagy und Roth liegt die Mortalitätsrate bei etwa 6% (vgl. Fonagy & Roth, 2004; zitiert in Sydow et al. 2007, S. 81). Nach Aussagen von Joraschky et al. wird sogar von einem zehnfach erhöhten Sterberisiko nachuntersuchter Patientinnen gegenüber gesunden Personen ausgegangen (vgl. Joraschky et al. 2008, S. 10). In einem Zeitraum von 15 bis 20 Jahren zeigen Wiederholungsstudien stationär behandelter Patientinnen mit Anorexia Nervosa eine Mortalität von 15 bis 20% auf (vgl. Waldhubel, 2006). Nach Angaben der Ärztekammer Niedersachsens endet eine Essstörung bei rund 16,8% der Betroffenen tödlich (vgl. Legenbauer & Vocks, 2006, S. 3). In Relationen umgerechnet beträgt die Mortalitätsrate damit 0,56% pro Jahr.

Die häufigste Todesursache liegt mit 54% in medizinischen Komplikationen, die als Folgen der Magersucht auftreten, begründet und die zweithäufigste Todesursache stellte mit 27% der Suizid dar (vgl. Sullivan, 1995; zitiert in Legenbauer & Vocks, 2006, S. 4).

Von der Diät zur Hungerkur - die Genese der Magersucht

Die Anorexia Nervosa beginnt meistens mit einer rigiden Diät in der Pubertätsphase. Häufig entwickelt sich dann aus dieser Diät – z. B. durch ein belastendes psychisches Lebensereignis – eine manifeste Essstörung; somit ist der Weg in die Magersucht geebnet. Diätverhalten stellt allerdings nur einen möglichen Risikofaktor neben weiteren dar (vgl. Kapitel 3.3 Erklärungsansätze).

Verlauf der Magersucht

Der Verlauf der Magersucht ist individuell unterschiedlich. Dennoch ist auffällig, dass zwischenmenschliche Beziehungen zum sozialen System und auch zu den wichtigen Bezugspersonen wie Freunden und Familienmitgliedern häufig stark vernachlässigt und zurückgefahren werden (vgl. Legenbauer & Vocks, 2006, S. 11). Sexuelle Kontakte spielen bei Magersüchtigen meist überhaupt keine Rolle mehr, Bulimie-Erkrankte hingegen weisen häufig noch eine eingeschränkte, aber unzufriedene Sexualität auf.

Rund 44% der Betroffenen, von denen nur 15% einen medizinisch unbedenklichen BMI mit oder ohne Therapie erreichen, sind nach 4 Jahren wieder genesen, während 25% chronisch krank bleiben und demnach einen Wechsel zwischen Gewichtszunahme und Rückfall durchlaufen. Legenbauer und Vocks gehen auf eine Langzeitverlaufsstudie ein, die feststellt, dass sich der Zustand nach einer Fünf-Jahres-Wiederholungserhebung (Follow- up) bei 64% der Patienten deutlich verbesserte und nach 10 Jahren nur noch 15% erkrankt waren. Der Zustand dieser 15% verbesserte sich dann in den weiteren Jahren nicht mehr. Eine weitere Studie aus dem Jahr 2004 zeigte, dass sich die somatischen Krankheitssymptome wie Untergewicht und essgestörte Verhaltensweisen durch eine Therapie als Erstes bessern, während der gedankliche Umstrukturierungsprozess – weg von der Überbeschäftigung mit Themen wie Essen, Figur und Gewicht – erst wesentlich später eintritt. Häufig geht die „Heilung“ der Magersucht mit dem Auftreten von anderen Störungen wie z. B. Angststörungen oder affektiven Beeinträchtigungen einher, sodass lediglich eine Verschiebung von der einen in die nächste Störung stattfindet (vgl. Legenbauer & Vocks, 2006, S. 11). Einer Untersuchung von Herzog et al. zufolge, ist auffällig, dass die Hälfte der Patientinnen während ihres Heilungsprozesses eine bulimische Phase durchmacht, aber nur 3 bis 4% eine Bulimia Nervosa als Folgekrankheit aufweisen (vgl. Herzog et al., 1997; zitiert in Joraschky et al., 2008, S. 10).

Komorbidität

Magersucht tritt häufig *komorbid*, d. h. mit weiteren psychischen Störungen oder Krankheiten gepaart, auf. Oftmals weisen anorektische Betroffene zusätzlich Depressionen, affektive Störungen, Angststörungen, Persönlichkeitsstörungen und/oder andere Suchterkrankungen auf (vgl. Joraschky et al., 2008, S. 11). Die häufige Komorbidität anderer psychischer Störungen wird nach Aussagen von Jacobi et al. bestätigt, indem eine siebenfach erhöhte Auftretenswahrscheinlichkeit nachgewiesen wurde (vgl. Jacobi et al., 2004, S. 26).

Erklärungsansätze

Die Entstehung der Magersucht – Risikofaktoren

In der Forschung zu Essstörungen wird davon ausgegangen, dass Essstörungen multifaktoriell bedingt sind, dass also viele verschiedene Faktoren die Auftretenswahrscheinlichkeit von Essstörungen erhöhen. In diesem Zusammenhang wird generell zwischen den *biologischen, soziokulturellen, familiären* und *individuellen* Risikofaktoren unterschieden.

Diese werden nachfolgend detailliert skizziert.

Biologische Faktoren

Kaye et al. geben an, dass allgemein angenommen wird, dass gewisse biologische Faktoren eine latente Verwundbarkeit der Personen bewirken, so dass diese durch gleichzeitiges Auftreten anderer Faktoren die Entstehung einer Essstörung begünstigen können. Es wird zwischen genetischen Faktoren und biologischen

Veränderungen unterschieden (vgl. Kaye et al., 2004; zitiert in Legenbauer & Vocks, 2006, S. 23).

a) Genetische Faktoren

Legenbauer und Vocks stellen – gestützt durch die eineiige Zwillingsforschung – die allgemeine Hypothese auf, dass etwa 29 bis 50% der Magersuchtsfälle auf genetische Faktoren zurückzuführen sind (vgl. Legenbauer & Vocks, 2006, S. 23). Außerdem soll ein proportionaler Zusammenhang zwischen der Auftretenswahrscheinlichkeit und der Anzahl der Betroffenen in der Familie bis zum zweiten Grad bestehen, so dass auch hier genetische Variablen Einfluss nehmen. Auch lässt sich laut Jacobi et al. bei Familienangehörigen eine Häufung anderer psychischer Störungen wie z. B. affektive Störungen oder Angststörungen feststellen (vgl. Jacobi et al. 2004, S. 25). Allerdings ist laut Legenbauer und Vocks bei der familiären Häufung unklar, inwieweit diese Häufungen durch Umgebungsvariablen oder Lernerfahrungen (z. B. Modelllernen) zustande kommen.

b) Neurobiologische Faktoren

Die Relevanz neurobiologischer Faktoren sollte nach Legenbauer und Vocks nicht unterschätzt werden. Hypothalamische Dysfunktionen, die sich in Veränderungen der Hypothalamus äußern, und Störungen des endokrin- metabolischen Systems[5] sowie Neurotransmitterstörungen[6] (z. B. das Neurotransmitter Serotonin) führen zu Dysfunktionen des Sättigungsmechanismus (vgl. Legenbauer & Vocks, 2006, S. 23).

---

5 endokrin-metabolischen System = Störungen der mit der Sättigungsregulation verbundenen Hormonen

6 Neurotransmitterstörungen = Störungen der Nervenbotenstoffübertragung

c) Körperliche Faktoren

Weitere biologische Faktoren sind körperlicher Art, wie ein von Geburt an höheres Gewicht bei normaler Nahrungsaufnahme. Ein höherer BMI geht häufig mit einem generell negativeren subjektiven Körperbild einher, welchem ein striktes Diäthalten als Konsequenz zur Verwirklichung des angestrebten Schlankheitsideals folgen kann. Auch ein frühes Einsetzen des Menstruationszyklus kann eine Essstörung begünstigen (vgl. Legenbauer & Vocks, 2006, S. 23).

d) Ernährungsphysiologische Faktoren

Als letzten Aspekt der biologischen Faktoren nennen Legenbauer und Vocks ernährungsphysiologische Faktoren, die sich durch eine gestörte Hunger- und Sättigungswahrnehmung charakterisieren lassen. Diese können sich bereits im frühen Kindesalter durch die Entkoppelung von Nahrungsaufnahme und physiologischem Hungergefühl (Fütterung des Kindes nach externen Zeitgebern und nicht nach Hungersignalen des Kindes) verfestigt haben. So weisen Kinder, die als Kleinkinder ein sehr wählerisches Essverhalten zeigten, ein erhöhtes Krankheitsrisiko auf (vgl. Wunderer & Schnebel, 2008, S. 57). Generell wird allerdings angenommen, dass ernährungsphysiologische Faktoren eher in der Aufrechterhaltung einer Essstörung unterstützend wirken, als zu deren Entstehung beizutragen.

Soziokulturelle Faktoren

Neben den biologischen Faktoren spielen laut Wunderer und Schnebel zunehmend die soziokulturellen Faktoren eine herausragende Rolle. Das Überangebot an Nahrungsmitteln sowie die zunehmende Individualisierung stellen Risikofaktoren für die Entwicklung von Essstörungen dar. Denn das traditionelle gemeinsame Einnehmen von Mahlzeiten verliert in der heutigen schnelllebigen Gesellschaft zunehmend an Bedeutung. Auch sonst haben sich die Ernährungsgewohnheiten –weg von der Zubereitung frischer Zutaten, hin zu Fertiggerichten und Tiefkühlkost – gewandelt (vgl. Wunderer & Schnebel, 2008, S. 57).

a) Einfluss der Massenmedien

Der Einfluss der Massenmedien darf nicht unterschätzt werden. Die Bedeutung des gesellschaftlichen Schlankheitsideals nimmt in den westlichen Industrieländern erheblich zu und wird zudem durch Fernsehsendungen wie z. B. „Germany's next topmodel" zusätzlich unterstützt. Auch Groesz et al. kamen in ihrer Metaanalyse zu dem Ergebnis, dass die subjektive Körperwahrnehmung nach der Betrachtung von dünnen Models in den Medien negativer als nach der Betrachtung etwas fülligeren Vorbilder war (vgl. Groesz et al., 2002; zitiert in Wunderer & Schnebel, 2008, S. 54). Auch in den östlichen Ländern machen sich mittlerweile die Auswirkungen der voranschreitenden Globalisierung bemerkbar, denn auch hier ist ein Anstieg von Essstörungen aufgrund des dünner werdenden Körperideals zu verzeichnen (vgl. Legenbauer & Vocks, 2006, S. 24). Vergleicht man die gesellschaftliche Idealfigur der letzten Jahrzehnte, so fällt auf, dass diese von Jahr zu Jahr dünner geworden ist. Diese extrem unnatürliche dürre Figur, die einem knabenhaften Körperbau ähnelt, kann nur für wenige Frauen ein realistisch erreichbares Ziel darstellen. Dieser Wandel lässt sich sehr gut durch die Ergebnisse von Reich et al. untermauern. Diese besagen, dass bereits Grundschulkinder verstärkt auf ihren Körper achten und bereits knapp 50% der 11- bis 13-jährigen Mädchen schon einmal eine Diät gemacht haben (vgl. Reich et al., 2005; zitiert in Wunderer & Schnebel, 2008, S. 49).

Aber warum haben die Medien mit diesem unnatürlichen Schlankheitsideal einen so großen Einfluss insbesondere auf Mädchen und junge Frauen? Die Antwort scheint simpel, denn das dargestellte Ideal wird mit positiven Attributen wie Attraktivität, Glück und Erfolg gekoppelt, so dass es ganz natürlich erscheint, diesem Ideal entsprechen zu wollen.

Doch warum entwickeln manche Menschen gestörte Essverhaltensweisen und andere nicht? Es kommt darauf an, in welchem Ausmaß der Mensch sich diesem Schlankheitsideal beugt bzw. dieses internalisiert und als externen Druck wahrnimmt. Das Schlankheitsideal wird Legenbauer und Vocks zufolge v. a. dann stark verinnerlicht, wenn die Person folgende Merkmale aufweist: Körperunzufriedenheit, depressive Tendenzen und einen Hang dazu, seinen Körper mit dem anderer zu vergleichen. Weitere Charakteristika sind ein geringes Selbstwertgefühl, ein höheres Körpergewicht und Schwierigkeiten der Identitätsbildung (v. a. während der Adoleszenzphase). Der Einfluss der Medien wirkt sich ebenfalls negativ auf die eigene Körperzufriedenheit insbesondere bei jungen Frauen unter 19 Jahren aus (vgl. Legenbauer & Vocks, 2006, S. 24).

b) Einfluss durch Familie und Peer-Groups

Abgesehen von dem Einfluss der Massenmedien prägen das familiäre System und in besonderem Maße die Peer-Group[7] als enges soziales Umfeld – besonders der jungen Menschen – die Einstellung zum Schlankheitsideal und der eigenen Körperzufriedenheit (vgl. Legenbauer & Vocks, 2006, S. 25).

Dabei übt die Familie durch eine direkte Kommunikation und dementsprechende kritische oder negative Bemerkungen über Figur und Gewicht Einfluss aus. So zeigten Untersuchungen, dass die Einschätzung des Gewichts der Tochter durch die Mutter für späteres Diätverhalten einen signifikanten Faktor darstellt.

---

[7] Peer-Group = Gruppe von gleichaltrigen Jugendlichen

Die Peer-Groups üben ebenfalls Einfluss aus, indem über die Themen Figur, Gewicht und Essverhalten gesprochen und allgemeine Ideale und Normen vermittelt werden. Ferner können in der Pubertätsphase auftretende negative Kommentare oder gar Hänseleien bzgl. Figur ein evtl. bereits vorhandenes negatives Körperbild zusätzlich verstärken.

Familiäre Faktoren

Familiäre Faktoren im Zusammenhang mit anorektischen Personen wurden vielfach untersucht und kristallisierten heraus, dass primär die systemische Betrachtungsweise hinsichtlich der familiären Interaktions- und Kommunikationsmuster bedeutsam ist. Demnach sind Familien von Magersüchtigen vorwiegend durch einen starken Zusammenhalt, hohe Leistungs- und Normorientierung, Überbehütung des Kindes und Konfliktvermeidung bei gleichzeitigem absolutem Harmoniebedürfnis sowie unzureichenden Konfliktbewältigungsstrategien gekennzeichnet (vgl. Wunderer & Schnebel, 2008, S. 61). Insgesamt stellen sich die familiäre Grenzregulation, soziale Defizite und die soziale Abhängigkeit der Familie als die bedeutsamsten Faktoren bei der Entstehung von Essstörungen heraus. Diese haben zur Folge, dass die Entwicklung einer Identität und Autonomie sowie eines positiven Selbstwertgefühls im intimen Familienkreis nicht oder nur schwer umsetzbar erscheint. Zudem ist es häufig der Fall, dass die jugendliche Magersucht eine verdeckte Aggression gegen die Eltern darstellt, da die Verweigerung von Nahrung symbolisch für eine Zurückweisung der Beziehung zu diesen stehen kann. Gleichzeitig aber wird die/der Magersüchtige in den Mittelpunkt des familiären Geschehens gerückt, so dass eine Abgrenzung ohne direkte Ablösung stattfinden kann.

Abschließend soll nochmals hervorgehoben werden, dass die vorgestellten Annahmen nur teilweise empirisch belegt sind, da viele Untersuchungen nur korrelativ sind und bei bereits an Anorexia Nervosa Erkrankten durchgeführt wurden, so dass die Ergebnisse dementsprechend mit Vorsicht zu genießen sind.

Individuelle Faktoren

Ganz entscheidend sind die persönlichen Ressourcen und Kompetenzen des einzelnen Individuums, denn erst diese entscheiden darüber, ob negative soziale und familiäre Faktoren überhaupt Einfluss auf das Individuum und sein Essverhalten haben werden. Ein niedriges Selbstwertgefühl, Perfektionismus und Impulsivität sind in diesem Zusammenhang einige der risikobehafteten Charaktereigenschaften.

a) Niedriges Selbstwertgefühl

Die negative Selbstbewertung geht nach Aussagen von Fairburn et al. der Essstörung voraus und stellt damit eine tiefer liegende Ursache dar (vgl. Fairburn et al., 1986; zitiert in Legenbauer & Vocks, 2006, S. 26). Auch Jacobi et al. weisen darauf hin, dass PatientInnen mit Anorexia Nervosa unter einem beeinträchtigten Selbstkonzept leiden (vgl. Jacobi et al., 2004, S. 25). Andere Studien weisen auf die geringe, mit einem niedrigen Selbstwert assoziierte Selbstwirksamkeit hin, die ebenfalls Einfluss auf das Essverhalten nimmt (vgl. Legenbauer & Vocks, 2006, S. 26).

b) Perfektionismus

Die Bedeutsamkeit des Perfektionismus wurde erst Ende der 1990er Jahre erforscht. Wie die Analyse von Fairburn und Brownell zeigt, lässt sich ein signifikanter Zusammenhang zwischen Perfektionismus und Anorexia Nervosa feststellen (vgl. Fairburn & Brownell, 2002, S. 206). Dabei kann sich der

Perfektionismus auf hohe Ansprüche an sich selbst beziehen oder subjektive Vergleiche und angenommene Erwartungen von anderen Menschen an die eigene Person umfassen.

c) Leistungssport/übermäßige körperliche Aktivität

Magersucht tritt nach Aussagen von Jacobi et al. oftmals im Kontext bestimmter Risikopopulationen, bei denen ein gewisses Aussehen oder Körpergewicht vorausgesetzt wird, auf. Beispiele für weibliche Risikogruppen sind Models, professionelle Balletttänzerinnen oder Leistungssportlerinnen (vgl. Jacobi et al., 2004, S. 28). Männliche Betroffene üben eher gewichtsbezogene Wettkampfsportarten wie Skispringen, Rudern, Ringen oder Hochsprung aus. Übermäßige körperliche Aktivität außerhalb des Leistungssports als ein möglicher Risikofaktor wurde erst innerhalb weniger Studien untersucht, dort aber bestätigt (vgl. Jacobi et al., 2004, S. 28).

d) Kognitive Defizite

Als weiteren Aspekt der familiären Faktoren führen Legenbauer und Vocks die kognitiven Defizite, die einen ganz entscheidenden Risikofaktor zur Entstehung und Aufrechterhaltung von Essstörungen darstellen, an (vgl. Legenbauer & Vocks, 2006, S. 27). Es wird angenommen, dass kognitive Prozesse, wie z. B. die subjektive Überbewertung von Figur und Gewicht, in Form von spezifischen Grundannahmen an die Selbstbewertung gekoppelt werden und in kognitiven Strukturen, so genannten kognitiven Schemata, verankert werden. In diesen Schemata existieren Grundannahmen mit fehlender oder mangelhafter Funktion, so genannte *dysfunktionale Grundannahmen,* die meist schon im frühen Kindesalter als angepasste Reaktion auf die vorliegende Umwelt entwickelt werden, als – auf sich selbst und das soziale Umfeld bezogen – universell gültig angesehen werden und auch dann noch bestehen bleiben, wenn die in der Kindheit vorherrschenden Bedingungen ungültig geworden sind. So konnten bei Frauen mit Essstörungen gehäuft folgende negative Schemata festgestellt werden: wahrgenommene Schamgefühle, unzureichende Selbstkontrolle und Leistungsversagen. Aufgrund der dysfunktionalen Grundannahmen werden von außen kommende Reize falsch verarbeitet und interpretiert, indem z. B. selektiv aussortiert wird und nur die negativen Aspekte wahrgenommen werden. Typische Kognitionen stellen folgende Aspekte dar: Übergeneralisierung und Übertreibung einzelner Erfahrungen und *dichotomes* (Schwarz-Weiß-) Denken wie z. B. die Überzeugung: „Wenn ich erst einmal angefangen habe zuzunehmen, werde ich nicht mehr aufhören" (vgl. Wunderer & Schnebel 2008, S. 56).

e) Psychosoziale und sexuelle Probleme

Essstörungen können Anzeichen für Probleme in verschiedenen Lebensbereichen sein. Magersucht kann eine Reaktion auf eine objektive oder subjektiv erlebte Überforderung seitens der Familie oder des sozialen Umfelds, aber auch Ausdruck der Angst vor zwischenmenschlichen Kontakten und Sexualität sein. So berichteten ca. 25 - 50% der Magersüchtigen im Verlauf ihrer Therapie von sexuellem Missbrauch oder anderen Traumata. Die Essstörung stellt in diesem Zusammenhang einen Ersatz- bzw. Schutzmechanismus für die meist junge Frau dar, so dass die Nahrung im Falle einer Magersucht das Leugnen bzw. das Beherrschen des früheren inneren Mädchens darstellt (vgl. Jacobi et al., 2008, S. 28).

Dabei können verschiedene Strategien zur Verarbeitung der traumatischen Situation auftreten: *Verinnerlichung* der Ereignisse und dort gespürten Gefühle, *Abspaltung* des körperlichen und seelischen Empfindens oder *Verdrängung* der erlebten Erfahrungen (vgl. Pitzek, 2006, S. 87). Die Parallele zwischen Essstörungen und der Verinnerlichung mit der einhergehenden Umdeutung der unerträglichen Erfahrungen ist vordergründig das Gefühl, dass ein inneres Selbstbild errichtet wird, das davon ausgeht, dass man nur dann geliebt wird, wenn den Anforderungen der sozialen Umwelt entsprochen wird. Die Methode der Abspaltung der Gefühle und des Empfindens nach einer traumatischen Erfahrung kann sich in Essstörungen widerspiegeln, denn der Körper selbst wird häufig erst durch die übertriebene Nahrungsaufnahme, das induzierte Erbrechen oder die extremen Hungergefühle gespürt und wahrgenommen. Außerdem besteht oftmals eine erhöhte Körperfeindlichkeit, die in den selbstzerstörerischen Kontrollmechanismen bzgl. der Nahrungsaufnahme sichtbar werden. Die Verdrängung als dritter Mechanismus stellt eine bevorzugte Strategie dar, da sich das Individuum selbst durch die Beschäftigung mit Essen bzw. anderen Süchten von den eigentlichen Lebensereignissen und Gefühlen ablenkt und sich sozusagen eine kleine realitätsfremde interne Welt aufbaut, bei der die Sucht den Lebensmittelpunkt ausmacht. Zudem kann die Symptomatik einer Essstörung auch aus den Ängsten innerhalb der Adoleszenzphase vor dem Erwachsen und unabhängig werden resultieren.

Erklärungsansätze

Viele der genannten Risikofaktoren können genauso gut zu einer anderen psychischen Störung wie z. B. zu einer Depression, einer Persönlichkeitsstörung oder einer anderen Suchterkrankung führen.

Was ist es also, was die Betroffenen an einer Essstörung erkranken lässt? Fairburn et al. zeigten in einer Studie zu Risikofaktoren für Bulimie, dass es v. a. die Anfälligkeit zu Diäten ist, die die Betroffenen von anderen psychischen Störungen unterscheidet. Dies trifft natürlich in besonderem Maße für die anorektischen Personen zu, denn bei ihnen dreht sich ihr ganzen Leben nur um eins: Diät halten und Gewicht verlieren (vgl. Fairburn et al., 1997; zitiert in Wunderer & Schnebel, 2008, S. 66).

Zwei-Faktoren-Modell

Das Zwei- Faktoren- Modell nach Connors scheint nach den vorgestellten Ergebnissen nur noch teilweise überzeugend. Dennoch soll es der Vollständigkeit halber kurz vorgestellt werden. Connors geht von einem Zusammenwirken zweier Faktoren aus (vgl. Connors, 1996; zitiert in Wunderer & Schnebel, 2008, S. 67).

Abbildung 2: Zwei-Faktoren-Modell

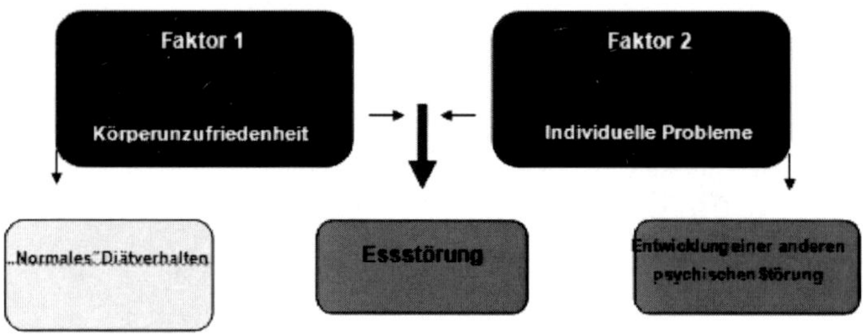

Quelle auf der Basis von Connors, 1996 (zitiert in Jacobi et al., 2008, S. 24), leicht modifiziert

Erste notwendige Komponente stellt die Körperunzufriedenheit (*body dissatisfaction*) und die damit einhergehende übermäßige Beschäftigung mit Gewicht und Diät dar. Diese Komponente soll durch eine Diät oder anderes verändertes Essverhalten so beeinflusst werden, dass die Person mit ihrem körperlichen Aussehen anschließend zufrieden ist. Die zweite Komponente wird als interpersonale Störung der Selbst-Regulation (*self- regulalatory-difficulties*) bezeichnet, wodurch die Person durch ein niedriges Selbstwertgefühl, labile Affektregulation und unsicheres Bindungsverhalten charakterisiert werden kann.

Wirken diese beiden Faktoren nun zusammen, kann sich Connors zufolge eine Essstörung entwickeln. Ohne Faktor 1 entsteht keine Essstörung, sondern eine andere psychische Störung oder Krankheit, wie z. B. eine Depression, eine Persönlichkeitsstörung oder eine substanzinduzierte Störung. Fehlt Faktor 2 entstehen die üblichen Gewichtsprobleme mit anschließendem Diätverhalten oder bleibender Unzufriedenheit, die jedoch nichts Ungewöhnliches in unserer Gesellschaft darstellen. Hier reguliert die gute Persönlichkeits- und Beziehungsentwicklung die Unzufriedenheit mit dem Körper, so dass es zu keiner Essstörung kommt. In diesem Modell scheint die Körperunzufriedenheit bei der Anorexia Nervosa möglicherweise in ihrem Stellenwert überschätzt, während den individuellen, biologischen und familiären Faktoren zu wenig Beachtung geschenkt wird.

Kognitiv-behaviorales Bedingungsmodell

Das Zwei-Faktoren-Modell hat sich zum kognitiv-behavioralen Bedingungsmodell von Fairburn et al. weiterentwickelt, welches nun auch die individuellen, biologischen und familiären Faktoren integriert (vgl. Fairburn et al., 1999c; zitiert in Wunderer & Schnebel, 2008, S. 68).

In diesem Modell liegt die größte Aufmerksamkeit auf dem geringen Selbstwert und dem übertriebenen Bedürfnis nach Selbstkontrolle. Die Selbstkontrolle kann über Essen und Gewicht im Vergleich zu anderen Lebensbereichen sehr gut erreicht werden. Zudem hat der Gewichtsverlust Auswirkungen auf das soziale Umfeld und wird erst einmal gut geheißen. Gleichzeitig kann der Gewichtsverlust die Veränderungen, die sich durch die Pubertät ergeben, aufhalten oder sogar umkehren und damit die intimen sexuellen Begegnungen und die Angst davor vermeiden. Die nun erlangte Selbstkontrolle führt zu einem erhöhten Selbstwertgefühl und die Angst vor Kontrollverlust wird durch das gesteigerte

Hungergefühl und die verminderte Konzentrationsfähigkeit verstärkt und fördert damit die Beschränkung der Gedanken und Interessen auf Essen und Gewicht.

Ergänzend zu dieser Theorie haben Fairburn et al. vier Faktoren hinzugezogen, die die essgestörten Verhaltensweisen aufrechterhalten:

1. starker Perfektionismus
2. sehr geringer Selbstwert
3. Schwierigkeiten, mit starken Gefühlszuständen fertig zu werden
4. Schwierigkeiten im zwischenmenschlichen Bereich

Set-Point-Theorie

Einen weiteren Ansatz stellt die Set-Point-Theorie dar, die den strikten Aufrechterhaltungsmechanismus erklärt (vgl. Legebauer & Vocks, 2006, S. 30).

Unabhängig von der Motivation für eine Diät stößt die/der Magersüchtige in ihrem/seinem Anfangsstadium auf positive Reaktionen auf die Gewichtsabnahme seitens des sozialen Umfeldes. Durch diese und dem Erfolgserlebnis, sich der *Idealfigur* anzunähern, unterstützt, wird die/der Magersüchtige nun bestärkt die Diät weiterzuführen. Diese Form der Abmagerung ist dann problematisch, wenn die diäthaltende Person unter ihr biologisch determiniertes optimales Gewicht (*Set-Point*) gelangen möchte. Denn dann können Störungen des Hunger- bzw. Sättigungsgefühls, Heißhungeranfälle, selbstinduziertes Erbrechen sowie komorbide Erkrankungsbilder wie Depressionen und/oder Angststörungen auftreten. Die Befunde zum individuellen Set-Point stellen keine neuen Erkenntnisse dar, doch wurden sie bisher innerhalb der Forschung zu wenig berücksichtigt. Zudem wurde festgestellt, dass Heißhungeranfälle durch die Gewichtsabnahme unter den jeweiligen Set-Point begünstigt werden, so dass die/der Betroffene schnell in einen Bulimie-Teufelskreislauf gelangen kann, aus dem sie/er sich nicht mehr ohne fremde Hilfe befreien kann. Weitere aufrechterhaltende Bedingungen stellen neben restriktivem Essverhalten viel Stress, defizitäres Coping (Bewältigungsstrategien) und dysfunktionlale kognitive Informationsverarbeitungsprozesse dar.

Folgen

Das extreme Untergewicht von Magersüchtigen hat oftmals gravierende physiologische Veränderungen und körperliche Symptome zur Folge. Legenbauer und Vocks (vgl. Legenbauer & Vocks, 2006, S. 8) geben einen umfassenden Überblick über die wichtigsten Auswirkungen der Anorexia Nervosa.

Sichtbare somatische Veränderungen können bei Haut, Skelett und im Mundbereich auftreten. Aber auch nicht sichtbare physiologische Veränderungen können Ergebnis einer langjährigen Unterernährung des Körpers sein. Beispiele hierfür sind Störungen des Herz-Kreislauf-Systems und des Magen-Darm-Traktes sowie *metabolische* (stoffwechselbedingte) und *endokrinologische* Prozesse (z. B. Anstieg des Wachstumshormonspiegels, niedrige Schilddrüsenwerte, Störungen der Regulation des Elektrolyt- und Flüssigkeitshaushaltes) sein.

Kurzzeitschäden

Typische kurzfristige körperliche Symptome sind *Hypotonie/ othostatische Dysregulation* (Kreislaufregulationsstörungen mit niedrigem Blutdruck), Menstruationsstörungen (bis hin zur Unfruchtbarkeit) und *Bradykardie* (Verlangsamung des Herzschlages) bzw. Herzrhythmusstörungen. Zudem kann es durch die Unterernährung zu einem Abbau der Herzmuskelmasse kommen.

Weitere Veränderungen betreffen bei einer Chronifizierung der Magersucht den Magen- Darm-Trakt und damit einhergehend Magenbrüche, Magengeschwüre sowie die Verlangsamung der Speiseröhren- und Magenentleerung (übermäßiges Völlegefühl bei nur kleinen Nahrungsmengen). Diese Veränderungen des Magen-Darm-Traktes legen sich bei der Gewichtsnormalisierung meist wieder. Wassereinlagerungen (Ödeme) aufgrund von erhöhter Flüssigkeitszufuhr lassen sich bei ca. 20% der Patienten feststellen. Ein Kaliummangel als eine Form der möglicherweise auftretenden Elektrolyt-veränderungen kann in Verbindung mit den bereits erwähnten Arrhythmien zu einem Herzstillstand führen. Weitere Elektrolytveränderungen sind ein Mangel an Natrium, Magnesium und Kalzium. Neben zu niedrigem Blutzuckerspiegel treten häufig erhöhte Leberfunktionswerte und erhöhter Cholesterinspiegel auf. Zudem tritt in 25% der Fälle eine Anämie (Blutarmut) als Folge des Eisenmangels auf. Auffallend ist, dass das Immunsystem trotz des starken Untergewichts meistens intakt ist. Zuletzt sind die von außen sichtbaren dermatologischen Folgen wie Trockenheit der Haut und Schuppen, Haarausfall, Flaumbehaarung des Körpers (*Lanugobehaarung*) sowie eine Blauverfärbung der Lippen zu nennen.

Langzeitschäden

Neben den Kurzzeitschäden gibt es eine Reihe von Langzeitschäden wie Knochenstoffwechselstörungen (*Osteoporose* oder *Osteomalazie*) und andere komorbid auftretende chronische Erkrankungen, wie z. B. Diabetes mellitus. Weitere Folgen sind eine verminderte Wachstumsrate sowie neurologische Veränderungen, die sich in Form von Verminderung des Hirnvolumens äußern. Eine Studie von Swayze et al. stellte heraus, dass bei akut an Anorexia Nervosa erkrankten Personen vor einer Gewichtsnormalisierung eine Reduktion im Gesamthirnvolumen, aber keine Umformung der grauen Hirnmasse zu verzeichnen war (vgl. Swayze et al., 2003; zitiert in Legenbauer & Vocks, 2006, S. 9). Diabetes mellitus Typ 1 tritt häufig im Zusammenhang mit Magersucht auf, wobei diese der psychischen Störung häufig vorausgeht und demnach keine Folge darstellt. Ist der Menstruationszyklus noch intakt, sind keine Probleme bei der Reproduktionsfähigkeit der Frau festzustellen.

Grundlagen verschiedener Behandlungsmethoden

Über Interventionsmöglichkeiten bei Anorexia Nervosa liegen nur wenige kontrollierte wissenschaftliche Untersuchungen vor. Dieses Kapitel widmet sich den wichtigsten Behandlungsansätzen, die bei psychischen Störungen und insbesondere bei Anorexia Nervosa angewandt werden können.

Generell lassen sich die psychischen Störungen der Klinischen Psychologie zuordnen, die sich selbst wiederum in fünf große Paradigmen gliedern lässt (vgl. Davison, Neale & Hautzinger, 2007, S. 22). Dazu zählen neben den biologischen, psychodynamische, humanistisch-existentielle, lerntheoretische und kognitive sowie soziokulturelle Behandlungsmethoden. Aufgrund der unterschiedlichen Ansichten von Forschern und psychotherapeutischen bzw. klinischen Praktikern sind die Grenzen zwischen diesen einzelnen Paradigmen mittlerweile ineinander übergegangen und werden integrativ und individuell angewandt. Dennoch erscheint es sinnvoll, der Übersicht wegen, die grundlegendsten Merkmale der einzelnen Behandlungsformen vorzustellen. Hier sei angemerkt, dass in dieser wissenschaftlichen Arbeit nur eine begrenzte Anzahl der bekanntesten und für die Anorexia Nervosa bedeutsamsten Behandlungsmethoden vorgestellt wird.

Biologische Verfahren

Das biologische Paradigma nimmt nach Davison et al. zufolge eine Sonderstellung innerhalb der Behandlungsverfahren ein, da es als einziges davon ausgeht, dass psychische Störungen ausschließlich auf gestörte biologische Prozesse zurückzuführen sind, so dass ein Organismus infolgedessen nicht normal funktionieren kann (vgl. Davison et al., 2007, S. 22). Dazu zählen genetisch, bio- und neurochemische Faktoren, die jedoch mit Hilfe von medizinisch/chirurgischen Korrekturen oder durch den Einsatz von Medikamenten unter Kontrolle gebracht werden sollen.

Einen sehr bedeutenden Behandlungsansatz stellt dabei die Psychopharmakotherapie dar. Der Begriff der Psychopharmakotherapie (vom griech.: pharmakon = Heilmittel) bezeichnet dabei die auf die Psyche einwirkenden chemischen Medikamente, die vorwiegend die Aktivität des Zentralnervensystems verändern. Beeinflusst werden Stimmung, Affektivität, Emotionalität, Aufmerksamkeit und die integrative Funktion innerhalb der menschlichen Psyche (vgl. Pschyrembel, 2004, S. 1506). Bei der Behandlung von psychischen Störungen werden hauptsächlich Medikamente wie Antidepressiva, Neuroleptika, Hormone und Nahrungsergänzungsmittel eingesetzt.

Für die Behandlung von Anorexia Nervosa erscheinen einige Antidepressiva, die überwiegend im Zusammenhang mit Depressionen verschrieben und eine antriebssteigernde und angstlösende Wirkung haben, als sinnvolle Medikamente. Allerdings können dabei Herzrhythmusstörungen, Blutdruckveränderungen, Mundtrockenheit und Schweißausbrüche als Nebenwirkungen auftreten (vgl. Pschyrembel, 2004, S. 93). In Studien zur Anorexia Nervosa häufig untersuchtes Antidepressivum ist Fluoxetin, ein Serotonin-Wiederaufnahme-Hemmer, der neben den gewünschten positiven Effekten gastrointestinale Störungen, Schlaflosigkeit, Erregungszustände und auch in seltenen Fällen Gewichtsabnahme als Nebenwirkungen aufzeigen kann (vgl. Pschyrembel, 2004, S. 586). Weiterhin wurde das antriebssteigernde Antidepressivum Cyproheptadin (Histamin-H1-Rezeptorenblocker) bei der Behandlung von Magersüchtigen angewendet, das allerdings häufig zu Müdigkeitserscheinungen führen kann (vgl. Pschyrembel, 2004, S. 360). Auch das Antidepressivum Amitriptylin, das vornehmlich bei Depressionen angewendet wird, wurde bei anorektischen Personen eingesetzt, kann aber zu Herzrhythmusstörungen oder Herzbeklemmung führen (vgl. Pschyrembel, 2004, S. 62). Des Weiteren werden Hormone zur Behandlung von Anorexia Nervosa verwendet, die den Stoffwechsel in extrem geringer Konzentration beeinflussen, z. B. Testosteron (vgl. Pschyrembel, 2004, S. 789).

Psychotherapeutische Verfahren

Psychotherapeutische Verfahren nehmen innerhalb der Behandlungsmethoden für psychische Störungen den größten Platz ein und sollen deshalb an dieser Stelle genauer vorgestellt werden. Die Psychotherapie (vom griech.: psycho = Seele und therapía = Heilen) selbst ist ein Teilgebiet der Klinischen Psychologie und lässt sich kurz als einen Überbegriff für einen mittels psychologischer Mittel bewusst herbeigeführten interaktionalen Prozess bezeichnen, der das Ziel der positiven Beeinflussung der gestörten Verhaltensweisen verfolgt (vgl. Pschyrembel, 2004, S. 1507). Psychotherapeutische Verfahren lassen sich in Anlehnung an Wittchen und Hoyer unabhängig davon, ob es sich um Einzel- oder Gruppentherapien oder um ein ambulantes, stationäres oder teilstationäres Setting handelt, in folgende große Kategorien differenzieren (vgl. Wittchen und Hoyer, 2006, S. 420).

1. Supportive (unterstützende) unspezifische Psychotherapien

2. Psychodynamische/ Tiefenpsychologische (bzw. Psychoanalytische) Therapien

3. Lerntheoretische Verfahren/ Verhaltenstherapie

4. Humanistisch- Existentialistische Therapieverfahren

Innerhalb dieser großen Kategorien splittern sich die einzelnen Verfahren wiederum in verschiedene Unterkategorien auf.

Wie aus Tabelle 1 ersichtlich wird, gibt es eine große Anzahl an psychotherapeutischen Verfahren. Zusätzlich zu den kassenärztlich anerkannten Verfahren habe ich außerdem die Systemischen Therapien/Familientherapien –die nun endlich auch in Deutschland vom Wissenschaftlichen Beirat Psychotherapie seit Dezember 2008 zumindest wissenschaftlich anerkannt sind – als weit verbreitete Behandlungsformen angeführt. Es wird erwartet, dass die Systemischen Therapien/Familientherapien nun auch in naher Zukunft für den ambulanten Bereich als Leistung der gesetzlichen Krankenkassen zugelassen werden (vgl. Wissenschaftlicher Beirat Psychotherapie, 2008).

Kategorie	Verfahren	Konkrete Beispiele
Unterstützende Psychotherapie		→ Krisenintervention
Psychodynamische / Tiefenpsychologische Therapien	Psychoanalyse	→ Psychoanalyse (Freud)
	Tiefenpsychologisch fundierte Therapie	→ Individualpsychologie (Adler) → Analytische Psychoanalyse (Jung) → Transaktionsanalyse (Berne) → Psychoanalytische Psychotherapie
	Dynamische Kurzzeittherapie	→ lösungsorientierte Kurzzeittherapie (De Shazer)
Verhaltenstherapien	Lerntheoretische Ansätze	→ Operante Verfahren - Operante Konditionierung (Skinner) - Stimuluskontrolle - Token-Programme - Kontingenzverträge - Neurobiofeedback
		→ Konfrontationsverfahren - Systematische Desensibilisierung - Angstbewältigungstraining - Reizkonfrontation in vivo - Reizüberflutung („flooding")
		→ Lernen am Modell (Banduras)
	Entspannungsverfahren	→ Autogenes Training → Progressive Muskelrelaxation → Angewandte Entspannung → „Cue-control relaxation"
	Kognitiv- behaviorale Verfahren	→ Kognitive Therapie (Beck) → Rational- emotive Therapie (Ellis) → Stressimpfungstraining → Selbstsicherheitstraining → Stressbewältigungs- und Problemlösetrainigs
Humanistische Therapieverfahren	Gesprächspsychotherapie	→ Klientenzentrierte Gesprächspsychotherapie (Rogers) → Gesprächspsychotherapie (Tausch) → Gestalttherapie (Perls) → Psychodrama (Moreno)
Systemische Verfahren	Familiy System Therapy Familiy Therapy	→ Mailänder-Modell (Selvini Palazzoli) → Behavioral Familiy Systems Therapy (Robin)

Tabelle 1: Ein Überblick über bekannte psychotherapeutische Verfahren

Quelle auf der Basis von Wittchen & Hoyer (2006, S. 421), leicht modifiziert

Nun zur jeweiligen kurzen Erläuterung der einzelnen psychotherapeutischen Verfahren.

Supportive (unterstützende) unspezifische Psychotherapie

Die Supportive Psychotherapie ist nach Aussagen von Wittchen und Hoyer eine unterstützende unspezifische Therapieform, bei der vor allem die Therapeut-Patient-Beziehung im Vordergrund steht (vgl. Wittchen & Hoyer, 2006, S. 421). Denn mit Hilfe dieser Beziehung sollen folgende Ziele innerhalb der Behandlung erreicht werden. Der Therapeut soll den PatientInnen einen sicheren Halt geben und ihnen dabei helfen, die belastenden Symptome abzubauen, so dass die innere Balance wiederhergestellt werden kann. Zudem sollen Lösungsansätze zu den aktuellen Problematiken hervorgebracht werden, so dass eine vollkommene Wiederherstellung oder sogar Verbesserung der Gesundheit bei Abschluss der Behandlung vorhanden sein soll.

Diese Art der Behandlung wird häufig in akuten Krisensituationen in Verbindung mit medikamentösen und/oder anderen somatischen Methoden angewandt, in denen v. a. eine neutrale Bezugsperson von Nöten ist.

Psychodynamische/Tiefenpsychologische Therapien

Alle Psychodynamischen/ Tiefenpsychologischen Verfahren sind durch das älteste um die Wende zum 20. Jahrhundert begründete tiefenpsychologische Modell geprägt und gehen auf die Theorie der berühmten Psychoanalyse von Sigmund Freud (1856- 1939) zurück (vgl. Comer, 2008, S. 45). Insgesamt ist es die Aufgabe der Therapeuten, den Betroffenen Einsicht in ihr Gefühlsleben zu ermöglichen, so dass ihnen ihr eigenes Verhalten, das wahrscheinlich durch verschiedene traumatische Einflüsse in der Kindheit geprägt wurde, verständlich wird. In einem zweiten Schritt sollen die nun bewusst gewordenen Verhaltensweisen so verändert werden, dass sie der vorliegenden Problematik oder Störung entgegenwirken.

Zum besseren Verständnis soll hier noch einmal kurz die Theorie der Psychoanalyse nach Sigmund Freud vorgestellt werden (vgl. Comer, 2008, S. 45). Das Modell der Psychoanalyse geht davon aus, dass das Verhalten eines Individuums, unabhängig davon, ob es sich um ein gestörtes oder normales Verhalten handelt, durch die psychischen Kräfte des nicht steuerbaren Unterbewusstseins stark beeinflusst wird. Die Dynamik der Kräfte entsteht durch die Interaktion zwischen diesen, wobei anschließend wiederum eine Übertragung auf das Verhalten, die Gedankengänge, die Gefühle und das Erleben stattfindet. Somit werden psychische Störungen erklärbar, denn bestehen innerpsychische Konflikte zwischen diesen Kräften, werden die gestörten Verhaltensweisen als unbewusste Versuche der Konfliktlösung interpretiert. Das wichtigste Merkmal der Psychoanalyse stellt die Annahme dar, dass die Persönlichkeit eines Menschen durch drei Grundkräfte beeinflusst wird: das Es, das Ich und das Über-Ich. Das Es stellt in diesem Zusammenhang die instinkthaften Bedürfnisse, Triebe und Impulse dar, die sich laut Freud v. a. auf sexuelle Bedürfnisse beziehen und immer dem Lustprinzip folgend nach Befriedigung streben. Dem Es steht das Ich gegenüber, das die vernünftige kognitive Seite unserer Persönlichkeit darstellt und bereits in den ersten Lebensjahren lernt, dass seine Bedürfnisse nicht immer gestillt werden können. Demzufolge werden unbewusst Abwehrmechanismen entwickelt, mittels derer unpassende Bedürfnisse in bestimmten Situationen kontrolliert und verdrängt werden können. Schließlich bildet sich das Über-Ich aus dem Ich heraus, es stellt sozusagen das erlernte Gewissen des Individuums dar. In seiner Kindheit lernt das Individuum, welche Ich-Impulse erwünscht bzw. welche unerwünscht sind, und speichert diese Werte mittels Internalisierung im Unterbewusstsein ab. Psychische Störungen können sich nur dann entwickeln, wenn diese drei Grundinstanzen in ein konfliktgeladenes Ungleichgewicht geraten. Eine Störung kann sich dann manifestieren, wenn das Ich und das

Über-Ich die Kontrolle über das Es verlieren und somit gesellschaftlich unerwünschte Bedürfnisse an die bewusste Oberfläche treten würden.

Im Folgenden sollen die wichtigsten Theorien und Verfahren zum besseren Verständnis der Arbeitsweise der psychodynamischen/tiefenpsychologischen Therapeuten kurz und prägnant vorgestellt werden (Comer, 2008, S. 45ff). Drei der einflussreichsten tiefenpsychologischen Theorien sind die *Ich-Psychologie,* die *Theorie des Selbst* und die *Theorie der Objektbeziehungen.* Dabei liegt der Fokus der Ich-Psychologie in der Annahme, dass das Ich gegen Freuds Annahme eine stärkere und unabhängigere Kraft darstellt. Die Theorie des Selbst legt ihren Schwerpunkt auf das ganzheitliche Selbst und die Erhaltung der eigenen Identität und nicht auf die einzelnen Grundkräfte. Und die Theorie der Objektbeziehungen geht schließlich davon aus, dass das Grundbedürfnis des Individuums die Beziehung zu anderen Menschen darstellt und dass Beziehungsprobleme zu den Bezugspersonen in der frühen Kindheit zu psychischen Störungen im Jugend- und Erwachsenenalter führen können.

Bekannte tiefenpsychologische Verfahren sind die Individualpsychologie nach Adler, die Analytische Psychoanalyse nach Jung und die Transaktionsanalyse nach Berne.

Die psychoanalytische Psychotherapie ist ebenfalls eine weiterentwickelte bekannte Form der Psychoanalyse. Auch ihr liegt die Psychoanalyse zugrunde, jedoch verfolgt sie ihre Ziele weniger restriktiv. Ihr Fokus liegt darauf, die Patienten zur Einsicht zu bewegen (vgl. Comer, 2008, S. 425). Neben der psychoanalytischen Psychotherapie zählt die dynamische Kurzzeittherapie zu den bekanntesten psychodynamischen Therapien. Sie wird jedoch aufgrund ihrer festgelegten Dauer eher bei PatientInnen mit einfachen unproblematischen Krankheitsbildern eingesetzt.

Lerntheoretische Verfahren/Verhaltenstherapie

Lerntheoretische bzw. verhaltenstherapeutische Techniken sind heutzutage die am häufigsten angewendeten Behandlungsmethoden. Nach Aussagen von Comer gehen Lerntheoretiker bzw. Vertreter des Behaviorismus davon aus, dass abweichendes Verhalten und Erleben auf dieselbe Art und Weise erlernt wird, wie gesellschaftlich erwünschtes Verhalten (vgl. Comer, 2008, S. 63). Die Grundannahme besteht darin, dass Verhaltensweisen weitestgehend durch die jeweiligen Lebenserfahrungen erlernt und geprägt werden. Einige Verhaltenstheoretiker gehen sogar noch einen Schritt weiter, indem sie sich speziell auf die Reaktionen eines Individuums auf seine soziale Umwelt konzentrieren und die dort sich wiederholenden Gesetzmäßigkeiten innerhalb des Lernens beobachten und zu interpretieren versuchen. Aus lerntheoretischer Sicht stellt das Individuum also lediglich die Gesamtheit der bisher gelernten äußeren und inneren Verhaltensweisen dar. Idealerweise erleichtern die erworbenen Verhaltensweisen dem Individuum seinen täglichen Umgang mit der sozialen Umwelt.

Comer gibt einen umfassenden Einblick in die theoretischen Grundlagen der Verhaltenstherapie (vgl. Comer, 2008, S. 63).

Das Verhaltenstherapiemodell geht nach verschiedenen Experimenten mit Tieren zur Konditionierung davon aus, dass bestimmte Reize in Verbindung mit unmittelbaren Belohnungen (z. B. Erfüllung von Grundbedürfnissen wie Essen) nach mehrmaliger Wiederholung dazu führen, dass erwünschtes und angepasstes Verhalten erlernt und verinnerlicht wird. Die Klassische Konditionierung, die vordergründig auf Pawlow (1849-1936) zurückgeht, verändert dieses allgemeine Modell durch die Annahme, dass zwei zeitlich dicht aufeinander folgende Ereignisse im Bewusstsein des Individuums verschmelzen – als Erstes der erwähnenswert erscheinenden Modelle. Bei nochmaligem Auftreten von einem dieser beiden Ereignisse wird demzufolge die gleiche Reaktion hervorgerufen wie bei einem gemeinsamen Auftreten. Das Modell der operanten Konditionierung –

Lernen durch Versuch und Irrtum – nach Thorndikes (1874-1949) setzt wiederum einen anderen Schwerpunkt: Bestimmte Reaktionen auf Situationen, Objekte oder Menschen werden durch positive oder negative Verstärker als wünschenswert bzw. nicht wünschenswert erlernt.

Das dritte wichtige Modell stellt das Modellernen nach Bandura (* 1925) dar, nach dem die Individuen Reaktionen und Verhaltensweisen durch Beobachtung und anschließender Imitation erwerben.

Die klassische Verhaltenstherapie

Ziel der klassischen Verhaltenstherapie stellt zunächst die Identifikation der gestörten Verhaltensweisen dar, welche durch andere Reaktionen und Verhaltensweisen ausgetauscht werden sollen, so dass abschließend keine abweichenden oder gestörten Verhaltensweisen mehr vorhanden sind. Nach Aussagen von Margraf sind Problem-, Ziel- und Handlungsorientierung die wichtigsten Prinzipien innerhalb der Verhaltenstherapie (vgl. Margraf, 2000, S. 3). Denn die Konzentration auf die jeweilige Störung oder Problematik mit anschließender Fokussierung auf das gemeinsam zu erreichende Therapieziel unter Berücksichtigung der aktiven Beteiligung des Patienten verkörpern den Kern der Verhaltenstherapie. Faktoren wie Transparenz und Hilfe zur Selbsthilfe und Orientierung tragen ebenfalls zu einer vielversprechenden Behandlung bei. Bei der Behandlung wird auf Methoden der Klassischen und Operanten Konditionierung sowie des Modelllernens zurückgegriffen. Verhaltenstherapeutische Methoden wie die systematische Desensibilisierung bei Angststörungen (Konfrontation mit den Ängsten) wurden durch empirische Untersuchungen z. B. von Cottraux als wirksam bestätigt (vgl. Cottraux, 2005; zitiert in Comer, 2008, S. 66).

Allerdings gibt es auch kritische Einwände gegenüber den klassischen verhaltenstherapeutischen Ansätzen, da sie sich in ihrem ursprünglichen Dasein eher auf äußerliche Verhaltensänderung beschränken (vgl. Zarbock, 2008, S. 27) und demnach nicht die ganze Komplexität eines Individuums mit seiner Fähigkeit des kritischen Denkens und dem Gefühl der Selbstwirksamkeit in die Behandlung mit einbeziehen. Zudem konnten nach Aussagen von Davison et al. Verhaltensabweichungen noch nicht durch überzeugende Zwillingsstudien auf spezifische Lernerfahrungen belegt werden (vgl. Davison et al., 2007, S. 49).

Das Kognitive Modell/Die kognitive Verhaltenstherapie

Durch die Kritiker der klassischen Verhaltenstherapie in Gang gesetzt, entwickelte sich in den 1960er Jahren – vornehmlich durch die US-amerikanischen Psychotherapeuten Beck (*1921) und Ellis (1913-2007) geprägt – ein Modell, das nun auch die kognitiven Aspekte berücksichtigt (vgl. Davison, et al., 2007, S. 49). Davison et al. führen weiter aus, dass der Grundgedanke des kognitiven Modells darin besteht, dass alle Erfahrungen kognitiv verarbeitet, organisiert und gespeichert werden. Psychische Störungen können dann entstehen, wenn das Individuum falsche Rückschlüsse aus Erfahrungen zieht und somit Vorstellungen entwickelt, die gestörtes bzw. unangepasstes Verhalten zur Folge haben. In der Behandlung stehen nun die kognitiven Prozesse im Vordergrund: die entstandenen Fehlinterpretationen der Klienten sollen durch gezielte Fragetechniken und Haltungen seitens der Therapeuten korrigiert werden. Dabei stellen selektive Wahrnehmungsprozesse, Überbewertung und Übergeneralisierung charakteristische Denkfehler dar. Die biographische Ursachenforschung rückt innerhalb der kognitiven Verhaltenstherapie in den Hintergrund, so dass der Fokus auf die kognitiven Schemata (z. B. unlogische Denkmuster) und auch auf die Aufrechterhaltungsmechanismen (z. B. positive/negative Verstärker) gelegt werden kann.

Jacobi et al. verweisen auf das Genese- und Aufrechterhaltungsmodell der kognitiven Verhaltenstherapie. Dieses nimmt an, dass einseitiges Essverhalten und die Meidung spezifischer Lebensmittel eine wesentliche Bedingung für die Entstehung und die Aufrechterhaltung einer Essstörung darstellt. Hinzu kommen gewisse kognitive Muster, wie die Körperschemastörung und ein verzerrtes Gewichtsideal. Des Weiteren werden die kognitiven Defizite in den Vordergrund gerückt (vgl. Jacobi et al., 2008, S. 47).

Die kognitive Verhaltenstherapie nimmt bei der Behandlung von Anorexia Nervosa sicherlich einen hohen Stellenwert ein, aber ob sie *die* bevorzugte Therapieform sein sollte, sei dahingestellt.

Humanistisch-Existentialistische Therapieverfahren

Humanistische Therapieverfahren richten sich vorwiegend an den psychisch gesunden Menschen, der innerhalb der Behandlung ein Wachstum hinsichtlich seiner Persönlichkeit und Selbstverwirklichung erreichen kann. Daher scheinen Formen dieses Therapieverfahrens für Menschen mit psychischen Störungen (wie z. B. die Anorexia Nervosa) eher ungeeignet (vgl. Sydow et al., 2007, S. 48).

Bekannte humanistische Ansätze stammen von Rogers (klientenzentrierte Gesprächspsychotherapie) und Perls (Gestalttherapie). Grundlage der bekannten klientenzentrierten Gesprächspsychotherapie nach Rogers stellt die Grundannahme dar, dass die psychische Störung auf die Kindheit zurückgeht, diese sich aber erst im Jugend- oder Erwachsenenalter deutlicher ausprägen kann. Werden grundlegende emotionale Bedürfnisse, wie z. B. Nähe, Akzeptanz oder *positive Wertschätzung* in der Kindheit nicht gegeben, so ist die Wahrscheinlichkeit größer, dass sich die Person später selbst ebenfalls nicht bedingungslos akzeptieren kann und sich nur ein geringer Selbstwert entwickelt. Daher stellen *Empathie*, *Toleranz* und *Echtheit* seitens des Therapeuten die grundlegenden Bedingungen für eine erfolgreiche Therapie dar.

Außer zur klientenzentrierten Gesprächspsychotherapie existieren fast keine gesicherten empirischen Befunde zur Wirksamkeit humanistischexistentialistischer Therapieformen (vgl. Sydow et al., 2007, S. 50). Für die Behandlung der Anorexia Nervosa ist diese Behandlungsform von zweitrangiger Bedeutung.

Systemische Therapie/Familientherapie

Neben der Kognitiven Verhaltenstherapie stellt die Familientherapie eine sehr häufig angewendete Behandlungsform bei Anorexia Nervosa dar.

Margraf definiert die Systemische Therapie/Familientherapie[8] als einen psychotherapeutischen Ansatz mit dem Ziel der Verhaltensänderung durch die Betrachtung der Interaktionen zwischen Paaren, Kernfamilien, in erweiterten Familien oder innerhalb anderer interpersoneller Systeme. Durch die Veränderung einer Stelle innerhalb des Systems gerät dieses ins Wanken, so dass alte Verhaltensmuster aufgelöst und durch neue ersetzt werden können. Hier stellt die magersüchtige Person nicht die gestörte Person dar, die verändert werden muss, sondern ein Symptom, das dazu beiträgt, das gesamte System aufrecht zu erhalten. Dabei werden die psychischen Störungen *zirkulär* behandelt, was bedeutet, dass keine einseitige Ursache-Wirkungs-Betrachtung von Beziehungs- und Krankheitsprozessen vorgenommen wird. Stattdessen wird das Verhalten und Handeln des gesamten sozialen Systems charakterisiert und ihre Funktion für das System geklärt, um anschließend langfristige Veränderungen im System zu bewirken (vgl. Margraf, 2007, S. 15).

---

[8] Der Begriff der „Familiy System Therapy" geht auf das angloamerikanische therapeutische „Setting" *Familiy Therapy* zurück, das keine theoretische Orientierung bezeichnet, denn neben der systemischen Familientherapie existieren z. B. auch behaviorale, psychodynamische oder humanistische Familientherapien. Der Begriff der *Systemischen Familientherapie* hingegen beschreibt die Grundorientierung „System" und kein bestimmtes Setting, so existieren neben der Systemischen Familientherapie auch die Systemische Einzel-, Paar- oder Gruppentherapie (vgl. Schlippe & Schweitzer, 2007, S. 17).

Schlippe und Schweitzer geben an, dass es nicht *die eine* Systemische Therapie gibt, sondern dieser weite Oberbegriff stellvertretend für viele heterogene Modelle steht. Anhand von bekannten Modellen soll die Arbeitsweise der Systemischen Therapie/Familientherapie verdeutlicht werden (vgl. Schlippe & Schweitzer, 2007, S. 23).

Einen umfassenden Überblick über die bekanntesten Systemtherapeutischen Modelle geben Schlippe und Schweitzer (vgl. Schlippe & Schweitzer, 2007, S. 24). Dazu zählen z. B. die Strukturelle Familientherapie, das Mehrgenerationen-Modell und die Systemisch-Konstruktivistische Therapie. Die Systemische Therapie/Familientherapie basiert hauptsächlich auf der Systemtheorie, der Kommunikationstheorie nach Watzlawick (1921-2007), auf erkenntnis-theoretischen und linguistischen Konzepten sowie Teilen der Bindungstheorie (Sydow et al. 2007, S. 30ff). Dabei ist anzumerken, dass die Systemische Therapie/Familientherapie keine zentralen Begründer hat, sondern auf Arbeiten von mehreren charismatischen Pionieren zurückgeht. Die frühen Abgrenzungskonflikte zwischen verschiedenen systemtherapeutischen Richtungen erscheinen heute als unterschiedliche Entwicklungsphasen, deren bewährte Elemente in der Praxis meist in einem übergreifenden Konzept integriert werden.

Im nächsten Abschnitt soll nun auf die essentiellen Grundlagen der Systemtheorie und weiteren einflussreichen Theorien und Ansätzen eingegangen werden, um dann in einem nächsten Schritt einzelne Therapieverfahren, die für die Behandlung von Anorexia Nervosa als relevant erscheinen, kurz vorzustellen (vgl. Schweitzer, Beher, Sydow und Retzlaff, 2007).

Die Mehrgenerationsperspektive, wie z. B. die Genogrammarbeit (graphische Darstellung einer Mehrgenerationenperspektive vergleichbar mit einem Familienstammbaum), ungelöste Kommunikationsprobleme und Schuldzuweisungen zählen als wichtige Komponenten innerhalb eines Behandlungsablaufes. Im Gegensatz dazu beschäftigt sich die durch Virginia Satir (1916-1988) und Carl Whitacker (1912-1995) bekannt gewordene experimentelle (erlebnisorientierte) Familientherapie hauptsächlich mit der Regulation des Selbstwertes, dem blockierten Emotionsaustausch sowie dem Nähe-Distanz-Verhältniss zwischen den einzelnen Familienmitgliedern.

Zudem lassen sich die strukturell-kybernetische Perspektive (neue Methoden: Joining, Enactment, Verschreibungen, zirkuläre Fragetechniken), die Perspektive der Selbstorganisation (neue Methoden: Selbststeuerung, Selbstorganisation, strukturelle Autonomie, neue Mailänder Schule) und die narrative Perspektive (neue Methoden: Solution talk, Dekonstru-tion von Erzählungen, Reflektierendes Team, offener Dialog) als Entwicklungen innerhalb der Systemischen Therapie/ Familientherapie nennen.

In jüngster Zeit kristallisieren sich verschiedene komplexere integrierende Formen der verschiedenen Ansätze der Systemischen Therapie/ Familientherapie heraus (vgl. Sydow et al. 2007, S. 58). Dazu zählen theoretische Behandlungsmodelle, die spezifisch für einzelne Störungsbilder entwickelt wurden, so dass auch einige Modelle speziell für Essstörungen bzw. für Anorexia Nervosa entstanden.

Mailänder-Modell (Selvini Palazzoli)

Eines der bekanntesten Modelle mit dem Fokus auf Essstörungen und Schizophrenie ist das Mailänder- Modell (1975). Hier stehen das Aufstellen von Hypothesen, die Neutralität und das zirkuläre Fragen im Mittelpunkt. Diese Techniken sind heutzutage fester Bestandteil der Systemischen Therapie/Familientherapie bei Essstörungen und Schizophrenie. Zudem wendet sich das Mailänder Modell dem sozialen Konstruktivismus (stärkere Orientierung am gemeinsamen Aushandeln von Realitätsansichten und Betonung der zahlreichen Perspektiven) zu, so dass der Kern der Problematik im sozialen System der Familie und nicht in den individuellen Gefühlen, Motiven und Konflikten gesehen wird. Selvini Palazzoli beschreibt dieses Verständnis besonders gut: „Die Macht liegt in den Spielregeln" (Selvini Palazzoli, 1977; zitiert nach Sydow et al. 2007, S. 65).

Wichtige neue Aspekte dieses Ansatzes stellen das zirkuläre Fragen, die Anleitung durch zwei Therapeuten und die relativ großen Zeitabstände zwischen den Sitzungen dar.

Behavioral Familiy System Therapy

Diese auf Robin et al. zurückgehende Intervention wurde speziell für Jugendliche mit Magersucht oder Diabetes entwickelt. Die Behavioral Familiy System Therapy orientiert sich an der strukturellen Familientherapie. Primäres Ziel stellt die Identifizierung und Veränderung hinsichtlich der strukturellen Problematiken dar. Bekannte Methoden wären unter anderem Problemlöse- und Kommunikationsfertigkeitstrainings sowie Hierarchieumkehr und kognitive Restrukturierungen. Zudem führen Robin et al. an, dass sich die Behavioral Familiy Systems Therapy in drei Phasen aufteilen lässt (vgl. Robin et al., 1989, 1999; zitiert in Sydow et al. 2007, S. 61).

In der ersten Phase sind die Eltern der anorektischen Jugendlichen gefordert: Sie erhalten die Aufgabe, die Verantwortung für die Gewichtssteigerung und -stabilisierung zu übernehmen. Die Beeinflussung und Veränderung der Familienstruktur und der gestörten Verhaltensweisen der einzelnen Mitglieder durch den Therapeuten rücken in der zweiten Phase in den Mittelpunkt des Geschehens. Nun beginnt die eigentliche Behandlung, da nun die festgefahrenen und verzerrten Einstellungen und Überzeugungen sowie die Körperschemastörungen zunächst deutlich gemacht und anschließend umgedeutet werden sollen. Die Familienmitglieder erhalten eine Einsicht in ihre Verhaltensweisen und Beziehungsmuster, so dass es ihnen nun leichter fällt, die gestörten Aspekte durch normale zu ersetzen. In einem letzten dritten Schritt soll die Verantwortung über das Essverhalten wieder an die/den Magersüchtige/n zurückgegeben werden. Diese Rückübertragung geschieht erst dann, wenn ausreichende Fähigkeiten und Strategien entwickelt worden sind, um in Konfliktsituationen diesen Verhaltensweisen entgegenzusteuern und anders zu reagieren.

Maudley Approach Family Therapy

Störungsfokus dieser von Dare und Kollegen am Maudsley Hospital in London entwickelten Therapieform stellen alle an Essstörungen erkrankten Menschen dar (vgl. Dare et al. 1983, 1995; zitiert in Sydow et al. 2007, S. 66). Theoretisch orientiert sie sich an strukturellen Methoden (z. B. die Mailänder- und die Mehrgenerationsmethode) und erfolgt ähnlich wie die Behavioral Familiy System Therapy in drei Phasen.

Dabei richtet sich die erste Phase speziell auf die Behandlung der Essstörung, wobei neben der Aufklärung über die lebensgefährlichen Folgen der Magersucht auch hier die Eltern die Aufgabe der Gewichtsstabilisierung übernehmen sollen. Methoden hierbei sind die Ressourcenorientierung und Genogrammarbeit. Die zweite Phase fokussiert die Eltern und ihren Umgang mit der Störung ihres Kindes bzw. Jugendlichen. Die dritte Phase rückt nun die Autonomie des/der PatientIn und die elterliche Paarbeziehung in den Mittelpunkt.

Diathese-Stress-Modell

Wie bereits erwähnt, sind die Grenzen zwischen diesen einzelnen Verfahren mittlerweile ineinander übergegangen und werden integrativ und störungsspezifisch angewandt.

Das Diathese-Stress-Modell integriert die biologischen, psychologischen, sozialen und ökologischen Aspekte und richtet sich nicht nach einem bestimmten

Verfahren oder einer bestimmten Schule. Das Diathese-Stress-Modell heißt deshalb so, weil dieser Ansatz die „(…)Wechselwirkung zwischen der Disposition für eine Krankheit – der Diathese- und den belasteten Umwelt- oder Lebensereignissen – dem Stress" untersucht (Davison et al., 2007, S. 53). Dabei kann die Diathese konstitutionelle, psychologische oder soziokulturelle Ursachen haben.

Body-Image-Therapie

Vocks und Legenbauer weisen darauf hin, dass es zu dem englischen Begriff *Body Image* häufig kein deutsches Pendant gibt; deshalb werden häufig die Begriffe *Körperbild*, *Körper-Ich* oder *Körperwahrnehmung* verwendet (vgl. Vocks & Legenbauer 2005, S. 13).

Wichtig bei dieser Body-Image-Therapie ist die Konzentration auf die verschiedenen Komponenten des Körperbildes. Hier wird zwischen der affektiven, der perzeptiven, der kognitiven und der behavioralen Komponente unterschieden. Dabei umfasst die affektive Komponente die Gefühle und die perzeptive die Sinnesinformationen, die eine Person bzgl. ihres Körpers erlebt. Die kognitive Komponente beinhaltet die Gedanken und Überzeugungen hinsichtlich des Körpers und die behaviorale Komponente stellt die Verhaltensweisen (z. B. Vermeiden von Schwimmbädern etc.), die mit dem Körper zusammenhängen, in den Vordergrund (siehe auch Kapitel 2.3 Erklärungsansätze). Auch Geuter geht in seinem Artikel zu Körperpsychotherapie auf die Bedeutung des Körpers ein. Er stellt ausgehend von der Säuglings-, Emotions- und Hirnforschung fest, dass eine Psychotherapie immer auch – und demzufolge ganz besonders bei einer körperspezifischen Störung wie der Anorexia Nervosa – einen Bezug zum Körper herstellen sollte, da diese sonst nicht mehr den aktuellen wissenschaftlichen Standards entspräche (vgl. Geuter, 2006, S. 117).

In Anlehnung an Cash (2002) und Slade (1994) haben Vocks und Legenbauer ein Multifaktorielles Modell konzipiert.

Abbildung 4: Multifaktorielles Modell

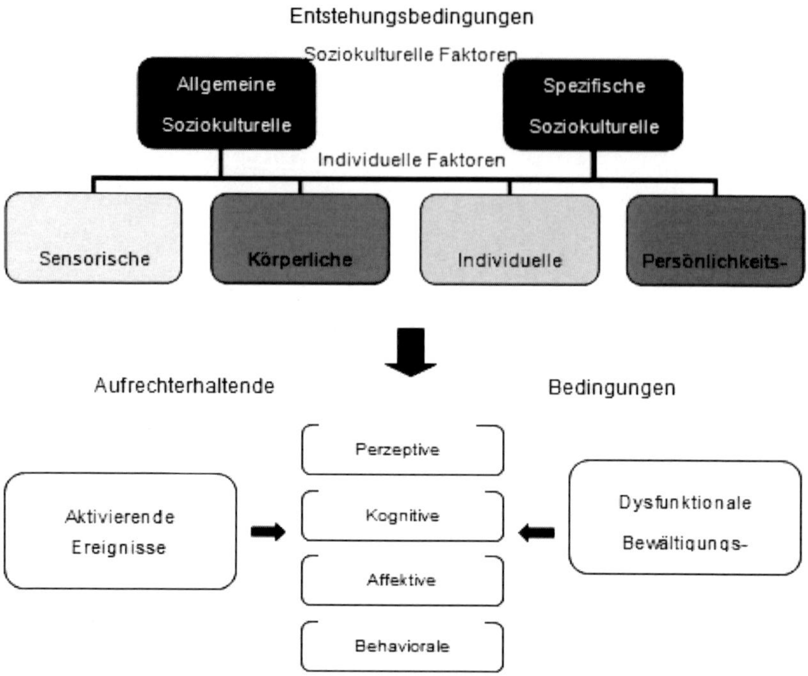

Quelle auf der Basis von Vocks und Legenbauer (2005, S. 19), leicht modifiziert

Das Körperbild, das Magersüchtige von sich entwickeln, ist immer auch geprägt von den allgemeinen soziokulturellen Faktoren, unter denen die Einflüsse verstanden werden. Diese betreffen jeden innerhalb einer Gesellschaft, da der Körper von Geburt an von der ihn umgebenden Umwelt bewertet wird und die Reaktionen der Umwelt dementsprechend internalisiert werden. Druck entsteht dann, wenn der Körper einer Person nicht dem gesellschaftlichen Ideal und den damit verbundenen Attributen Attraktivität, Erfolg und Gesundheit entspricht. Spezifische soziokulturelle Faktoren sind besondere nur für spezifische Gruppen geltende Normen und Regeln, z.B. das niedrige Gewicht von Balletttänzerinnen.

Alternative Behandlungsmethoden

Es gibt sehr viele alternative Behandlungsmethoden bei Anorexia Nervosa. So existieren beispielsweise Therapieformen, die ihren Schwerpunkt auf Musik, Tanz, Bewegung oder Entspannung legen, sowie Beratungsstellen und reale und visuelle Selbsthilfegruppen. Beispielhaft werde ich nun die realen und visuellen Selbsthilfegruppen als Formen der alternativen Hilfen vorstellen.

Selbsthilfegruppen

Der Fachverband Deutsche Arbeitsgemeinschaft Selbsthilfegruppen charakterisiert Selbsthilfegruppen als „lose Zusammenschlüsse von Menschen mit gleicher Problemstellung, deren Aktivitäten sich auf die gemeinsame Bewältigung von Krankheiten, psychischen oder sozialen Problemen richten, von denen sie – entweder selber oder als Angehörige – betroffen sind" (Fachverband Deutsche Arbeitsgemeinschaft Selbsthilfegruppen e. V. 2009). Gemäß Comer unterscheiden sich freiwillig zusammengeschlossene, selbstverwaltete Selbsthilfegruppen hauptsächlich in der Eigenschaft der professionellen Anleitung von professionell betreuten Gruppen. Grob lassen sich Selbsthilfegruppen in *Anonymus-Gruppen* (feste Strukturen, offen für jeden), *Selbsthilfeorganisationen* (Vernetzung, Informationsbereitstellung, oft politische Anliegen) und *Gesprächsselbsthilfegruppen* unterteilen (vgl. Comer, 2008, S. 430). Gesprächsselbsthilfegruppen konzentrieren sich vorwiegend auf die Gruppe und auf die Verarbeitung der psychischen Problematik der Betroffenen. Charakteristisch sind die Gespräche und Diskussionen und der Aufbau einer persönlichen Beziehung innerhalb der Gruppe.

Was genau innerhalb des Gruppengeschehens an therapeutischen Mechanismen geschieht, lässt sich nicht genau sagen, da jede Gruppe eine Eigendynamik entwickelt und sich lediglich Vermutungen zur Problembewältigung äußern lassen.

Häufig werden Isolationen aufgehoben, da sich die Betroffenen durch die Problemberichte anderer nun nicht mehr allein mit ihrer Problematik auseinandersetzen müssen und Unterstützung und Rückhalt durch diese bekommen. Nicht selten entstehen neue Freundschaften und soziale Netzwerke durch solche Gruppen. Zudem können neue erfolgreiche Handlungsstrategien durch andere Betroffene offen gelegt und zugänglich gemacht werden, wie z. B. das Modelllernen (vgl. Comer, 2008, S. 431).

Nachteil dieser Methode ist die fehlende Professionalität und die vorherige Ungewissheit darüber, wie sich die Gruppe durch ihre eigene Gruppendynamik entwickelt und dem Einzelnen in seiner Problematik weiterhelfen wird.

Internetbasierte Selbsthilfeprogramme

Das Internet ist überfüllt von Informationen zu Themen wie Essstörungen und insbesondere Magersucht. Es ist jedoch nicht einfach qualitativ gute Internetseiten herauszufiltern, da Suchmaschinen wie z. B. http://www.google.de, tausende von Internetseiten aufrufen, wenn man *Magersucht* eingibt. So werden z.B. auch Internetforen wie *http://www.hungrig-online.de,* eine der größten deutschsprachigen Internetplattform zum Thema Essstörungen, angezeigt. Diese bietet Betroffenen die Möglichkeit, sich anonym über ihre Essverhaltensproblematik auszutauschen. Auch für Angehörige stellen sie eine Anlaufstelle dar, um erste Informationen über die Symptomatik der jeweiligen Essstörung zu erhalten. (vgl. Verein Hungrig- Online e. V, 2009).

Kritisch anzumerken ist und bleibt jedoch, dass solche Foren leicht als ein Treff für überzeugte Essgestörte missbraucht werden können. Sie können sich dort über ihre Erfolge und Misserfolge auszutauschen bzw. andere zum Durchhalten der Magersucht motivieren. Beispiel sind die bekannten *Pro-Ana-Foren*, in denen Sätze wie z. B. „Du sollst unsichtbar werden. Dafür musst Du dünner werden. Dünn zu sein ist wichtiger, als gesund zu sein“, „Du sollst nie glauben, Du bist dünn genug“ und „Du sollst keine nahrhaften Dinge essen, ohne Dich anschließend zu bestrafen“ wichtige Grundprinzipien darstellen (vgl. Imedo GmbH). Um einem solchen Missbrauch von internetbasierten Selbsthilfegruppen zu vermeiden, werden die *seriösen* Internetforen überwacht.

Abbildung 5 zeigt deutlich, wie sich die Internetnutzer gegenseitig aufbauen und stärken können. Dabei kann jeder die Position des Fragenden, aber auch die des Ratgebenden einnehmen.

Abbildung 5: Beispiel einer Unterhaltung innerhalb eines Internetforums

Kleine_Seele

offline

Mitglied

Registriert: Sa 26. Apr 2008, 17:44
Beiträge: 106

Betreff des Beitrags: Einfach reden (Gleichgesinnte vor)
Verfasst: Mi 17. Jun 2009, 16:07

Hallo Allerseits,

fühl mich grad so unendlich verloren in meiner ES. Nach 3 Jahren mit Psychiatrieaufenthalt, ambulante Therapie (seit 3 Jahren und immernoch) gab es Höhen und Tiefen. Zugenommen, abgenommen, NG erreicht und wieder runter und bin jetzt beim unteren NG. Dennoch, der Kopf will nicht so, wie ich. Ich habe das Gefühl mich lässt irgendwas an der ES sos tark festhalten, dass ich immer wieder urück muss. So auch jetzt. Esse wieder nur im Beisein meiner Eltern und in ca. 2-3 Wochen wohne ich alleine.
Erstmal hab ich dann ein par Wochen kein Internet, nur ab und an mal in der Schule kann ich ran, bin auf mich alleine gestellt.
Mein Essverhalten ist schrecklich momentan, ich nehme wieder ab und stehe schon fast wieder Kippe NG/***. Ich weiß um die Symptome, weiß was für Konsequenzen folgen können und dass es kein Leben ist, weil es nur Zwänge sind.
Und dennoch, ich packs die ganzen Jahre nicht die ES abzulegen und bin verdammt traurig drüber.
Vielleicht mag ja Jemand schreiben, dems ähnlich geht, geteiltes Leid ist ja bekanntlich halbes Leid.

Liebe Grüße,
die Kleine Seele

Profil E-Mail

Nach oben

debby_de

offline

Junior Mitglied

Registriert: So 14. Jun 2009, 21:26
Beiträge: 60

Betreff des Beitrags: Re: Einfach reden (Gleichgesinnte vor)
Verfasst: Mi 17. Jun 2009, 18:11

Hallo, Kleine Seele,
Ich verstehe dich. Ich bin noch nicht so lange magersüchtig wie du, aber ich hatte auch schon meine Höhen und Tiefen. Ich will das nicht mehr. Ich will wieder normal essen können, will zufrieden mit meinem Körper sein. Aber eben nicht, wenn ich dafür zunehmen muss. Einerseits weiß ich, dass es dringend nötig ist, die Krankheit "abzulegen", andererseits weiß ich, dass ich noch lange nicht so bin... Vielleicht schaffe ich es nie.
Hm, ich weiß nicht, wie ich dir helfen oder dich aufmuntern kann. Ich kann dir nur sagen, dass ich dich verstehe und dass du halt nicht alleine dastehst.
Ich wünsche dir ganz viel Kraft und Glück auf deinem weiteren Weg!!!!!!!!!!!

Quelle: Verfügbar unter http://www.magersucht.de/forum.php [Stand: 18.07.09]

Stand der Therapieforschung

Die Therapieforschung zur Behandlung von Anorexia Nervosa ist unzureichend und weist gerade wenn es um die Wirksamkeit verschiedener Behandlungsmethoden geht, in der Literatur nur wenige, oft nicht kontrollierte und wenig aussagekräftige, Einzelstudien auf. Dennoch lassen sich einige Tendenzen hin zu oder weg von bestimmten Methoden aufzeigen.

Welche Verfahren sind nun zum derzeitigen Forschungsstand für Essstörungen und insbesondere für Magersucht als hinreichend empirisch belegt einzustufen?

Psychopharmakotherapie

Die Befunde zur reinen Wirksamkeit von Pharmakotherapie bei Anorexia Nervosa sind schwer nachweisbar, da diese Behandlung meist zusätzlich zu psychotherapeutischen Methoden v. a. im stationären Kontext angewendet wird. Die zur Pharmakotherapie vorliegenden Studien, die verschiedene Medikamente (u. a. Antidepressiva, Neuroleptika, Hormone und Nahrungsergänzungsmittel) untersuchen, weisen in der Übersicht von Jacobi et al. insgesamt nur eine geringe bis nicht nachweisbare Wirksamkeit auf (vgl. Jacobi et al., 2008, S. 38).

Verschiedene Einzelstudien widerlegen diese generelle Aussage. So kamen Kaye et al. im Jahr 2001 zu dem Ergebnis, dass die medikamentöse Behandlung mit dem Antidepressivum Fluoxetin im Anschluss an die Gewichtswiederherstellung innerhalb eines stationären Aufenthalts zu einem langfristig stabilen Essverhalten, sowie zu einer Verbesserung der Depressions- und Zwangstendenzen führte (vgl. Kaye et al., 2001; zitiert in Jacobi et al., 2008, S. 38). Die Einnahme von Fluoxetin innerhalb einer stationären Behandlung brachte allerdings keine Vorteile. Diese Wirkung bestätigen Legenbauer und Vocks in ihren zusammenfassenden Ausführungen zur Wirksamkeit von Fluoxetin. Sie legen außerdem dar, dass Psychopharmaka meist bei Auftreten von komorbiden Störungsbildern wie Depressionen oder Angststörungen eingesetzt werden und teilweise zu medizinischen Komplikationen führen können (vgl. Legenbauer & Vocks, 2006, S. 38).

Die *Metaanalyse* von Bulik, Berkman, Brownley, Sedway und Lohr, die auf Grundlage von sechs ausgewählten internationalen Hauptdatenbanken einen Überblick über die im Zeitraum zwischen 1980 bis 2005 untersuchten randomisiert kontrollierten Wirksamkeits- Studien bei Anorexia Nervosa gewährt, zieht folgende Bilanz hinsichtlich der Pharmakotherapie (vgl. Bulik et al., 2007, S. 310):

Zwei der insgesamt acht untersuchten Studien mit medikamentöser Behandlung wurden in die Kategorie der befriedigenden Wirksamkeit eingestuft, sechs hingegen nur als ausreichend klassifiziert. Dabei wurden Antidepressiva, trizyklische Antidepressiva, Hormone und Nahrungsergänzungsmittel innerhalb der Heilbehandlung eingesetzt.

Die Wirksamkeit des Antidepressivums Fluoxetin, das in zwei randomisierten Studien eingesetzt wurde, konnte nicht bestätigt werden und unterstützt damit die Aussage von Jacobi et al. sowie von Legenbauer und Vocks. Studien zu trizyklischen Antidepressiva (z. B. Cyproheptadin oder Amitriptylin) zeigen, dass die Gruppe, die Cyproheptadin einnahm, eine höhere Kalorienaufnahme und damit verbunden eine schnellere Gewichtssteigerung als die vergleichende Placebo-Gruppe zur Folge hatte. Zudem kamen sie zu dem Ergebnis, dass Amitriptylin in einer hohen Dosis von über 175 mg/Tag keine Verbesserungen hinsichtlich des BMIs, des Essverhaltens und der Stimmungslage im Vergleich zur Placebo-Gruppe zeigte. Die Abbrecherquote war bei allen drei Gruppen relativ hoch: 30% Abbrecher bei der Amitriptylin-Gruppe, 25% bei der Cyproheptadin-Gruppe und 20% bei der Placebo-Gruppe.

Bei der Testosteron (Hormon) nehmenden Gruppe konnten verbesserte Ergebnisse hinsichtlich ihrer depressiven Stimmungslage verzeichnet werden.

Birmingham et al. stellten fest, dass Nahrungsergänzungsmittel in einer Dosis von 14 mg/Tag Zink zu einer Steigerung des BMI führen. Die Abbrecherquote einer Zink einnehmenden Gruppe mit 39% war im Vergleich zu einer Placebo-Gruppe mit 32% relativ hoch (vgl. Birmingham et al., 1994; zitiert in Bulik et al., 2007, S. 314).

Psychotherapeutische Verfahren

Insgesamt hält Margraf fest, dass psychotherapeutische Behandlungsmethoden bei Essstörungen wirksamer als Placebobehandlungen oder *non- spezifische* Heilmethoden sind (vgl. Margraf 2009, S. 38). Joraschky et al. fassen die in jüngster Zeit publizierten Studien und Untersuchungen zur Behandlung von Essstörungen und speziell für Anorexia Nervosa kurz zusammen und kommen zu einem ähnlichen Ergebnis: denn auch hier sind die Aussagen zur Wirksamkeit von unterschiedlichen Psychotherapien nur allgemeiner Art; sie scheinen einer gewöhnlichen unspezifischen Behandlung überlegen zu sein. (vgl. Joraschky et al., 2008, S. 49).

Psychodynamische/Tiefenpsychologische Therapien

Insgesamt gibt es nur sehr wenige Studien zur Wirksamkeit psychodynamischer und psychoanalytischer Verfahren bei Anorexia Nervosa.

Dennoch wurde in einer Studie zur allgemeinen Wirksamkeit psychodynamischer und psychoanalytischer Therapien von Leichsenring auch die Wirksamkeit bei Anorexia Nervosa überprüft (vgl. Leichsenring, 2005, S. 842). Es wurde nachgewiesen, dass die Ergebnisse hinsichtlich des BMI's wesentlich besser als bei der Kontrollgruppe ausfielen. Auch Legenbauer und Vocks führen in einer Übersicht an, dass psychodynamische und psychoanalytische Therapien gegenüber unspezifischen Behandlungsmethoden überlegen sind (vgl. Legenbauer & Vocks, 2006, S. 41). Dare et al. evaluierten drei unterschiedliche Interventionen im Rahmen ihrer randomisiert kontrollierten Erhebung, an der 84 anorektische Patientinnen teilnahmen (vgl. Dare et al, 2001; zitiert in Ball und Mitchel, 2004, S. 304). Hierbei wurde eine 12-monatige psychoanalytische Psychotherapie mit einer 7-monatigen kognitiv-analytischen Therapie sowie einer 12-monatigen Familientherapie verglichen. Resultat dieser Studie war, dass die psychoanalytische Psychotherapie und Familientherapie der Kontrollgruppe effektiver waren, während die kognitiv-analytische Therapieform weniger gute Ergebnisse zeigte. Zudem vergleicht Leichsenring zwei randomisierte kontrollierte Studien, die belegen, dass sich die psychodynamische Kurzzeittherapie als signifikant wirksamer als eine gewöhnliche Therapie erweist (vgl. Leichsenring, 2007, S. 30).

Legenbauer und Vocks verweisen zudem auf neuere psychodynamische Ansätze wie die *Cognitive Analytic Therapy*, eine kurzzeitigen psychodynamischen und behaviorale Intervention, die zusätzlich kognitive und interpersonelle Aspekte beinhaltet, und im Vergleich zu einer Familientherapie ähnlich gute Resultate erzielt (vgl. Legenbauer & Vocks, 2006, S. 41). Auch eine Studie von Treasure et. al. überprüfte die Wirksamkeit der kognitiv-analytischen Therapie. Es wurden Verbesserungen bei 36% der Teilnehmerinnen bzgl. ihrer Gewichtsteigerung festgestellt. (vgl. Treasure et. al., 1995; zitiert in Ball und Mitchel, 2004, S. 304). Aufgrund dieser vorliegenden Befunde zur guten Wirksamkeit der psychodynamischen Kurzzeittherapie hat die deutsche Bundesärztekammer bzw. Bundestherapeutenkammer Psychodynamische und Tiefenpsychologische Therapien bis zu einer Anzahl von 100 Sitzungen als wissenschaftlich wirksam anerkannt (vgl. Leichsenring, 2007, S. 33).

Kognitive Verhaltenstherapie

In den wenigen kontrollierten Studien zur Anorexia Nervosa wurden nach Aussagen von Jacobi et al. neben den familientherapeutischen Verfahren überwiegend (kognitiv-) verhaltenstherapeutische Methoden überprüft (vgl. Jacobi et al., 2008, S. 37).

Cooper und Fairburn veröffentlichten erstmals 1984 einen klinischen Bericht zur Wirksamkeit von kognitiven Verhaltenstherapien bei Anorexia Nervosa (vgl. Cooper und Fairburn, 1984; zitiert in Ball und Mitchel, 2004, S. 304). Lediglich eine weitere Studie von Channon, Hemsley und Perkins wurde in diesem Zeitraum erhoben. Das Ergebnis war eher unspezifisch: die kognitive Verhaltenstherapie und die *Behavioral Therapy* zeigten gegenüber einer vergleichenden Kontrollgruppe eine bessere Wirksamkeit (vgl. Channon, Hemsley und Perkins, 1989; zitiert in Ball und Mitchel, 2004, S. 304).

Ausgehend von der schon erwähnten Metaanalyse von Bulik et al. konnten zwei behaviorale Therapien – die kognitive Verhaltenstherapie und die kognitiv-analytische Therapie – als gut und neun weitere als befriedigend ausgewertet werden (vgl. Bulik et al., 2007, S. 310). Nachfolgend die einzelnen Ergebnisse: Pike et al. zeigten, dass die Rückfallgefahr der anorektischen Patientinnen durch die kognitive Verhaltenstherapie signifikant reduziert werden kann und sich die Wahrscheinlichkeit der Verbesserung der gesamten Situation im Vergleich zur Kontrollgruppe (gewöhnliche Ernährungstherapie) erhöht (vgl. Pike et al., 2003; zitiert in Bulik et al., 2007, S. 315). McIntosh et al. verglichen die kognitive Verhaltenstherapie bei ambulant behandelten Magersüchtigen mit einer interpersonellen Psychotherapie und einem nicht-spezifischen supportiven Behandlungsansatz (*nonspecific supportive clinical management*) (vgl. McIntosh et al., 2005; zitiert in Bulik et al., 2007, S. 315). Entgegen der Annahmen erzielte der nicht-spezifische supportive Behandlungsansatz bessere Ergebnisse als die interpersonelle Psychotherapie. Die kognitive Verhaltenstherapie brachte ähnlich gute Ergebnisse wie die nicht-spezifische Behandlung hervor.

Diese Ergebnisse stellen nun jedoch einen Widerspruch zur ersten Studie von Pike et al. dar. Ist die kognitive Verhaltenstherapie nun wirksamer oder *nur* genauso wirksam wie eine unspezifische Behandlung?

In einer weiteren vergleichenden Untersuchung einer jeweils halbjährigen kognitiven Verhaltenstherapie mit einer reinen Diätberatung erwies sich die kognitive Verhaltenstherapie laut Jacobi et al. wiederum als die signifikant wirksamere Methode (vgl. Jacobi et al., 2008, S. 37). Weiterhin verweisen Jacobi et al. auf die Erhebung von Channon et al., die die Wirksamkeit von kognitiven Techniken zur Richtigstellung der verzerrten Überzeugungen und Einstellungen überprüften (vgl. Channon et al., 1989; zitiert in Jacobi et al., 2004, S. 94/ 2008, S. 37). Sie konnten aber nur zu dem Ergebnis gelangen, dass diese einen geringen Vorteil gegenüber einer rein behavioralen Methode darstellt. Ziel einer weiteren nicht-randomisierten Studie aus dem Jahr 2009 von Carter, McFarlane, Bewell, Olmsted, Woodside, Kaplan et al. stellt der Vergleich zwischen einer kognitiven Verhaltenstherapie und einer gewöhnlichen Behandlungsform (*treatment as usual*) als Möglichkeit zur nachsorgenden Behandlung bei Anorexia Nervosa Patientinnen dar (vgl. Carter et al., 2009, 202). An dieser 12-monatigen Studie nahmen insgesamt 88 Personen teil. Beim Vergleich der beiden Therapiegruppen zeigte sich, dass die kognitive Verhaltenstherapie-Gruppe der Kontrollgruppe eindeutig überlegen war, denn am Ende der 12-monatigen Untersuchung erlitten *nur* 35% der kognitiven Verhaltenstherapie- Gruppe, aber 66% der Kontrollgruppe einen Rückfall[9]. Die kognitive Verhaltenstherapie könnte also nach diesen Ergebnissen eine wirksame Methode der Nachbehandlung im Anschluss an eine stationäre Therapie sein. Diese festgestellten Befunde unterstützen die positiven Resultate der vorangegangenen Studien, die Carter et al. nochmals kurz anführen. Eine wichtige Schwäche dieser Studie stellt jedoch die

---

[9] Carter et al. (2009) bezeichnen das Verhalten einer/s Patientin/en dann als Rückfall, wenn der BMI nach drei Monaten weniger als 17,5 kg/ m² beträgt.

nicht kontrollierte randomisierte Form dar, so dass keine verallgemeinernden Aussagen auf die Gesamtheit aller Magersüchtigen geäußert werden können.

Die Professorin Dr. Ehlert des Psychologischen Instituts für Klinische Psychologie und Psychotherapie der Universität Zürich geht in ihrem Editorial auf den Stellenwert der kognitiven Verhaltenstherapie gegenüber anderen Behandlungsmethoden näher ein und stellt heraus, dass diese durchaus durch ausreichend gute empirische Belege für bestimmte Störungsbilder, wie z. B. Angststörungen, als sehr wirksam bestätigt werde kann (vgl. Ehlert, 2008, S. 73). Allerdings liegen für komplexere psychische Störungen, zu denen auch die Anorexia Nervosa zählt, aufgrund der Schwere und der hohen Komorbidität, bisher nur unzureichende wissenschaftliche Untersuchungen vor.

Dies bedeutet natürlich nicht, dass die kognitive Verhaltenstherapie für diese Krankheitsbilder gänzlich unwirksam ist, aber die empirisch wissenschaftliche Untermauerung ist bislang noch unzureichend. Zudem weist Ehlert darauf hin, dass die kognitiv-behavioralen Interventionen wahrscheinlich zusätzlich erweitert werden müssen, was teilweise auch schon durch zusätzliche familientherapeutische, körperbildtherapeutische oder kunst- und musiktherapeutische Verfahren geschieht.

Systemische Therapie/Familientherapie

Familientherapeutische Verfahren zur Behandlung von Anorexia Nervosa wurden nach Aussagen von Jacobi et al. bisher am häufigsten untersucht und gelten vornehmlich bei jugendlichen PatientInnen in 60 bis 90% aller Fälle als erfolgreiche Methode (vgl. Jacobi et al. 2008, S. 38). Sydow et al. bestätigen diese Aussage und führen Studien an, die zu dem Ergebnis kommen, dass 65% der jugendlichen Magersüchtigen durch eine Systemische Therapie/ Familientherapie *geheilt* werden konnten (vgl. Sydow et al., 2007, S. 99).

Erste Untersuchungen von Russell et al. verglichen die Familientherapie mit einer supportiven Einzelbehandlung und kamen zu dem Ergebnis, dass die Familientherapie besonders wirksam für diejenigen PatientInnen war, bei denen die Störung in einem Alter bis 19 Jahre auftauchte und maximal drei Jahre andauerte. Dabei erwies sich die Systemische Therapie/Familientherapie insbesondere bei noch nicht chronifizierten Jugendlichen unter 18 Jahren als wirksamer als die Einzeltherapie (vgl. Russell et al., 1987; zitiert in Jacobi et al. 2008, S. 38). Legenbauer und Vocks führen weiter aus, dass die Systemische Therapie/Familientherapie dann besonders erfolgreich war, wenn die Eltern aktiv in den Prozess miteinbezogen wurden, z. B. durch intensive Auseinandersetzung mit der Krankheit ihres Kindes (vgl. Legenbauer & Vocks, 2006, S. 42). Ausnahme dieses Resultats stellte ein extrem schlechtes Kommunikationsverhalten zwischen Jugendlichem und Eltern dar. In diesem Fall erwies es sich als wirksamer, die Eltern erst zu einem späteren Zeitpunkt in die Behandlung miteinzubeziehen. Andere Studien verglichen verschiedene Formen der Systemischen Therapie/Familientherapie, konnten aber keine signifikanten Unterschiede feststellen. Nach Aussagen von Krautter und Lock, die eine Übersicht zur Wirksamkeit von neun kontrolliert randomisierten Therapieverfahren bei Anorexia Nervosa erstellten, wird deutlich, dass sich strukturelle Methoden innerhalb der Familientherapie nachweislich als wirksamer als psychodynamische oder kognitiv-analytische Techniken erwiesen (Krautter & Lock, 2004; zitiert in Sydow et al., 2007, S. 99). Die Arbeit mit dem Klienten und seiner Familie stellt dabei einen signifikanten Faktor dar, wobei die Therapie dann effektiver war, wenn getrennte Behandlungen von Klient und Familienmitgliedern vorgenommen wurden.

Eine weitere kontrollierte Studie von Dare, Eisler et al. belegt, dass die *Maudley-Approach-Family-Therapy* bei jugendlichen Magersüchtigen ein wirksamer familientherapeutischer Ansatz ist (vgl. Dare, Eisler et al., 1995; zitiert in Sydow et al., 2007, S. 66). Ball und Mitchel vergleichen in ihrer kontrollierten

Studie eine 12-monatige *Cognitive- Behavior- Therapy* mit einer *Behavioral-Familiy-Therapy* (vgl. Ball und Mitchel, 2004, S. 308). An dieser nahmen 25 weibliche Jugendliche und junge Erwachsene, die während den insgesamt 21 - 25 ambulant stattfindenden Sitzungen bei ihren Familien lebten, teil. Beide Therapieformen zeigten ähnlich gute Ergebnisse hinsichtlich der Essgewohnheiten, des Essverhaltens, des Selbstwertgefühls (Werte deutlich unter dem Durchschnittswert), und der Werte auf der Ängstlichkeits- und Depressionsskala. Beachtlich ist, dass beide Therapieformen zum Zeitpunkt der Enderhebung wieder relativ gleich hohe Werte aufzeigten, obwohl die Cognitive-Behavior-Therapy-Gruppe von der ersten bis zur zweiten Erhebung und die Behavioral-Familiy-Therapy-Gruppe ab dem zweiten Erhebungszeitpunkt bis zur letzten Erhebung wesentlich bessere Ergebnisse erzielte.

Body-Image-Therapie

Bisherige Untersuchungen zu standardisierten Gruppenprogrammen bei Anorexia Nervosa führten zu guten Ergebnissen, wobei die Komponente der Körperschemastörung oft kaum eine Rolle spielte. Verschiedene Längsschnittstudien stellten aber fest, dass Körperschemastörungen vornehmlich zur Entstehung von Essstörungen beitragen und diese Problematik somit besonders im Fokus der Behandlung stehen sollte.

Die Studie „Ernährungsmanagement versus Body-Image-Therapie bei Anorexia Nervosa" von Böse, an der sich 57 im stationären Rahmen befindende anorektische Personen beteiligten, vergleicht eine spezifische, auf die Körperstörungen eingehende Gruppentherapie mit einem unspezifischen Ernährungsprogramm (vgl. Böse, 2007, S. 7). Die Ergebnisse zeigten, dass beide Behandlungsmethoden zu signifikanten Verbesserungen hinsichtlich des BMIs, der Krankheitsdauer und der Komorbidität führten. Nach viereinhalb Wochen Behandlung stellten sich signifikante Verbesserungen bei der Body-Image-Therapie-Gruppe hinsichtlich des BMIs, der Körperunzufriedenheit, des Schlankheitsdrangs sowie der Gewichtsphobie ein, bei der Kontrollgruppe jedoch nicht. Bis zum letzten Erhebungszeitpunkt pendelten sich die Werte allerdings wieder auf ein relativ gleich hohes Niveau ein. Die besten Werte für Körperschema-Variablen zeigten sich bei der Einschätzung der Attraktivität, dem Abbau der Körperunzufriedenheit, dem Schlankheitsdrang und der graphischen Figureinschätzung. So fühlten sich die PatientInnen trotz einer durchschnittlichen Gewichtszunahme von 5 bis 7 kg nicht dicker. Auch die Ergebnisse der Kontrollgruppe fielen erstaunlicherweise sehr positiv aus.

Legenbauer und Vocks beschäftigten sich ebenfalls mit der Körperbildtherapie bei Anorexia und Bulimia Nervosa und entwickelten ein kognitiv-verhaltenstherapeutisches Behandlungsprogramm, das auch empirisch aufgearbeitet wurde (vgl. Legenbauer & Vocks, 2006, S. 36). Sie führen einige bereits vorliegende Ergebnisse früherer Studien an, z. B. bestätigte eine Untersuchung von Rushford et al. die Wirksamkeit von Konfrontationsübungen (vgl. Rushford et al., 1997; zitiert in Legenbauer & Vocks, 2006, S. 36). Eine andere Studie von Geissner, Bauer und Fichtner konnte keine positiven Veränderungen der perzeptiven Komponente feststellen (Geissner et al., 1997; zitiert in Legenbauer & Vocks, 2006, S. 36). Innerhalb der Untersuchung von Legenbauer und Vocks konnte die Wirksamkeit der Körperbildtherapie bezüglich aller Komponenten nachgewiesen werden. So konnten Verbesserungen der gefühlten Körperdimensionen auf der perzeptiven Ebene, Verbesserungen hinsichtlich der ablehnenden Körperbewertung auf der kognitiv-emotionalen Ebene, ein erhöhtes Selbstwertgefühl bei geringerer Abhängigkeit von der Figur auf der Ebene der kognitiv-behavioralen Komponente und auch ein vermindertes körperbezogenes Vermeidungsverhalten auf der behavioralen Komponente festgestellt werden.

Zusammenfassend kann festgehalten werden, dass sich die Einbeziehung der Körperschemastörung in die Behandlung als positiv erweist, so dass die Body-

Image-Therapie eine bevorzugte Behandlungsform für Magersüchtige darstellen kann.

Alternative Behandlungsformen

Zu den alternativen Behandlungsformen liegen so gut wie keine Studien vor. Legenbauer und Vocks gehen jedoch kurz auf die Wirksamkeit von Selbsthilfegruppen ein und stellen folgende Ergebnisse heraus (vgl. Legenbauer & Vocks, 2006, S. 42):

Es wird davon ausgegangen, dass der erhöhte Zulauf zu selbstorganisierten Selbsthilfegruppen insbesondere auf die langen Wartezeiten auf einen Therapieplatz sowie auf kulturelle und organisatorische Bedingungen zurückzuführen ist. Weitere Gründe können genau wie beim erhöhten Verkauf von Selbsthilfebüchern die niedrige Hemmschwelle im Gegensatz zu einem persönlichen Gespräch mit einem Psychiater oder Therapeuten sein. Wirksamkeitsstudien von Selbsthilfegruppen als mögliche Behandlungsform bei Magersucht sind kaum vorhanden und schwierig aufzustellen. Eine der wenigen Studien von Fichter und Kollegen fand heraus, dass die Teilnahme an einer Selbsthilfegruppe die stationäre Aufenthaltsdauer verkürzt und die gestörten Essverhaltensweisen mindert (vgl. Fichter et al., 2003; zitiert in Legenbauer & Vocks, 2006, S. 42).

Neben den Selbsthilfegruppen erscheinen internetbasierte Selbsthilfeprogramme sehr vielversprechend, Studien liegen bisher jedoch kaum vor.

Fazit

Im Rahmen der in dieser wissenschaftlichen Arbeit dargestellten Ergebnisse wird zunächst ein umfassendes Verständnis über die relevanten Begrifflichkeiten und Formen der Anorexia Nervosa, also über die Symptomatik, die epidemiologischen Daten, die verschiedenen Erklärungsansätze und möglichen Folgen dieses Krankheitsbildes gegeben.

Zusammenfassend soll nochmals festgehalten werden, dass Anorexia Nervosa als eine seltene, dafür aber mit einer Mortalitätsrate von etwa 6 % sehr gefährliche Erkrankung angesehen werden kann, von der meist Frauen (90 %), insbesondere junge Mädchen im Alter von 14- 19 Jahren, betroffen sind. Um nun auf die anfangs erwähnten Forschungsfragen einzugehen, soll folgende Frage beantwortet werden. Welche Behandlungsmethode ist zum derzeitigen Forschungsstand für die Anorexia Nervosa als die wirksamste und erfolgreichste anzusehen? Die Therapieforschung zur Wirksamkeit von Anorexia Nervosa ist unzureichend erforscht und die Literatur verweist oft auf nicht kontrollierte und wenig aussagekräftige Einzelstudien. Dennoch lassen sich einige Tendenzen hin zu oder weg von bestimmten Methoden aufzeigen.

Die Ergebnisse der Einzelstudien nochmals zusammengefasst dargestellt, scheint die Psychopharmakotherapie keine vorrangige Behandlungsmethode von Anorexia Nervosa zu sein, da die Medikamente kaum einen signifikanten Einfluss auf die wichtigsten Symptome des Krankheitsbildes haben und teilweise sogar zusätzliche medizinische Komplikationen und Nebenwirkungen hervorrufen können. In Einzelfällen jedoch, insbesondere bei zusätzlich komorbid auftretenden Störungsbildern, wie Depressionen oder Angststörungen, bei denen die Wirksamkeit von bestimmten Medikamenten wie z. B. Antidepressiva als wirksam nachgewiesen wurde, kann eine entsprechend auf die Krankheitssymptome abgestimmte medikamentöse Behandlung sinnvoll sein.

Psychotherapeutische Verfahren scheinen insgesamt wirksamer als *Placebobehandlungen* zu sein. Die wenigen Studien zur Wirksamkeit psychodynamischer und psychoanalytischer Verfahren lassen die allgemeine Schlussfolgerung zu, dass psychodynamische und psychoanalytische Therapien unspezifischen Behandlungsmethoden überlegen sind. Psychodynamische Kurztherapien, insbesondere kognitiv-analytische Therapien, scheinen sehr vielversprechend, vor allem da die psychodynamischen Kurzzeittherapien bis zu einer Anzahl von 100 Sitzungen als wissenschaftlich wirksam anerkannt wurden (vgl. Kapitel 4.2.1 Psychodynamische/Tiefenpsychologische Therapien).

Kognitiv-verhaltenstherapeutische Methoden wurden neben familientherapeutischen Verfahren sehr oft überprüft. Ausgehend von der Metaanalyse von Bulik et al. konnte die gute Wirksamkeit der kognitiven Verhaltenstherapie und der kognitiv-analytischen Therapie festgestellt werden (vgl. Bulik et al., 2007, S. 310). Insgesamt stellt die Forschung heraus, dass verhaltenstherapeutische Methoden, insbesondere die kognitive Verhaltenstherapie eine wirksame Behandlungsform für anorektische Betroffene darstellt. Einige Experten gehen jedoch davon aus, dass die kognitive Verhaltenstherapie zwar für bestimmte Störungsbilder (wie z. B. Angststörungen) als sehr wirksames psychotherapeutisches Verfahren bestätigt werden konnte, jedoch für komplexere psychische Störungen, zu denen auch die Anorexia Nervosa zählt, aufgrund der Schwere und der hohen Komorbidität weniger geeignet ist und bisher noch unzureichend empirisch auf ihre Wirksamkeit hin untersucht wurde.

Familientherapeutische Verfahren bei Anorexia Nervosa wurden bisher am häufigsten untersucht und gelten vornehmlich bei jugendlichen PatientInnen in 60 bis 90% aller Fälle als erfolgreiche Methode (vgl. 4.2.3 Systemische/Familien-Therapie). Einigen Studien zufolge erwies sie sich v. a. für noch nicht chronifizierte Jugendliche unter 18 Jahren als eine sehr wirksame Behandlungsmethode. Die *Maudley-Approach-Family-Therapy* erwies sich bei jugendlichen Magersüchtigen als sehr wirksamer familientherapeutischer Ansatz und auch die *Cog-*

nitive-Behavior-Therapy scheint eine Erfolg versprechende Therapieform zu sein.

Längsschnittstudien stellten weiterhin fest, dass Körperschemastörungen vornehmlich zur Entstehung von Essstörungen beitragen und diese Problematik somit besonders im Fokus der Behandlung stehen sollte, so dass Body-Image-Therapien bzw. Körperbildtherapien immer mehr in den Vordergrund rücken. Hier steckt die empirische Forschung zur Wirksamkeit allerdings noch in ihren Kinderschuhen. Erste Studien belegen jedoch bereits, dass sich die Einbeziehung der Körperschemastörung in die Behandlung als sehr positiv erweist, so dass sich diese Therapieform als eine der bevorzugten Behandlungsformen für Magersüchtige anführen lässt.

Zu alternativen Behandlungsformen liegen so gut wie keine Studien vor. Neben den traditionellen psychotherapeutischen Verfahren gibt es zusätzliche Programme, wie musik-, tanz-, bewegungstherapeutische Verfahren, die meist in diese integriert werden.

Wirksamkeitsstudien von Selbsthilfegruppen sind kaum vorhanden, aber trotzdem fand eine der wenigen Studien heraus, dass die Teilnahme an einer Selbsthilfegruppe die stationäre Aufenthaltsdauer verkürzen und die gestörten Essverhaltensweisen vermindern kann. Neben den Selbsthilfegruppen erscheinen internetbasierte Selbsthilfeprogramme gute niedrigschwellige Anlaufstellen, ob sie aber eine psychotherapeutische Therapie ersetzen können, bleibt fraglich.

Logische Konsequenz der vorgestellten Ergebnisse ist, dass keine der vorgestellten Behandlungsmethoden als *die wirksamste Methode* angeführt werden kann, so dass weiterhin dringender Handlungsbedarf für die Forschung besteht. Der Mangel an ausreichend kontrollierten und randomisierten Studien sowie methodische Schwierigkeiten erschweren die empirische Aufbereitung der Wirksamkeitsprüfung im Generellen und insbesondere bei Anorexia Nervosa. Kritisch oder problematisch v. a. bei älteren Studien sind die zu kleinen und unzureichend beschriebenen Stichproben (z. B. fällt das männliche Geschlecht ganz aus der empirischen Forschung heraus) und oft einseitige Untersuchungen. Zudem sind die verschiedenen empirischen Studien oft nicht vergleichbar, da sie unter verschiedenen Aspekten und Bedingungen erstellt wurden.

Für die zukünftige Forschung lassen sich verschiedene Aspekte nennen, die bisher unzureichend berücksichtigt wurden. Dazu zählt die Tatsache, dass nicht nur untersucht werden sollte, dass die Psychotherapie wirkt, sondern auch, wie welche Technik konkret wirkt. Vorgestellte Studien kamen zu dem Ergebnis, dass sowohl familientherapeutische Verfahren als auch kognitive Verhaltenstherapien zum Erfolg führen können, so dass sich die Frage aufdrängt, ob diese festgestellte Wirksamkeit durch gleiche Bedingungen oder Methoden hervorgerufen wurde oder ob dies andere Gründe hat. Zudem müssen die Stichproben genauer beschrieben und auch Minderheiten wie z. B. anorektische Jungen/Männer miteinbezogen werden. Außerdem müssen die Erklärungsansätze weiter empirisch erforscht und insbesondere die Wirkung der Massenmedien näher untersucht werden. Weiterhin bleibt die Frage offen, ob Therapeuten trotz gleicher Methoden aufgrund ihrer Individualität ganz unterschiedlich intervenieren, so dass im Grunde jede einzelne Therapiesitzung evaluiert werden müsste. Diese wäre dann aber wiederum nicht mit anderen vergleichbar.

Was bleibt zum Schluss für mich als Quintessenz aus dieser wissenschaftlichen Arbeit herauszuziehen?

Gewissermaßen stehe ich am Ende dieser Arbeit vor einem ähnlichen Dilemma wie die Patienten innerhalb einer Therapie. Was ein Klient aus einer Therapiesitzung für sich als wertvoll mitnimmt, ist individuell ganz verschieden. Wie ich durch den Vergleich der wissenschaftlichen Studien herausstellen konnte, gibt es nicht die eine überlegene Therapieform, denn jede hat Vor- und auch Nachteile. Zudem scheinen die Therapieformen keine starren Gebilde zu sein, denn erst der individuelle Prozess, der zwischen Therapeut/in und Patient/in innerhalb einer

Therapie abläuft, also das, was die beteiligten Personen aus einer Situation und der ihnen zur Verfügung stehenden Zeit machen, ist entscheidend. Es ist dabei eher nebensächlich, ob sich der/die Therapeut/in auf psychodynamische, kognitiv-verhaltentherapeutische, familientherapeutische oder andere Konzepte bezieht. Diese Konzepte stellen nur Werkzeuge der TherapeutInnen dar und es liegt nicht in der Macht der TherapeutInnen zu bestimmen, was der Patient persönlich aus einer Sitzung mit nach Hause nimmt. Vielleicht sind es auch gar nicht die Dinge, die der/die Therapeuten/in zu übermitteln versuchte, sondern unbewusst beiläufige unterschwellige Bemerkungen, die zu einem veränderten Denken und Handeln führen. Die psychologischen Techniken können natürlich unterstützend wirken und individuelle Prozesse fördern, aber für bestimmte Klienten scheinen kognitive Techniken hilfreich, für andere der Einbezug der Familie und für wieder andere reicht eine verständnisvolle Bezugsperson schon aus.

Daher scheint der einzig richtige Ansatz der zu sein, dass der/die Therapeut/in unterstützend eingreift, damit der Patient als Mensch und Individuum seine persönlichen Möglichkeiten und Ressourcen selbstständig entdecken kann. Im Endeffekt spielt es keine Rolle, wie eine Änderung seiner Taten und Gedanken herbeigeführt wird.

Der Klient muss immer Mittelpunkt der Therapie bleiben und darf nicht durch Techniken und Methoden in den Hintergrund gedrängt werden. Nietzsche formuliert diesen Sachverhalt meiner Meinung nach sehr treffend:

„Dem Individuum, sofern es sein Glück will, soll man keine Vorschriften über den Weg zum Glück geben: denn das individuelle Glück quillt aus eigenen, jedermann unbekannten Gesetzen, es kann mit Vorschriften von außen her nur verhindert, gehemmt werden.“ (Nietzsche, 1979)

Literaturverzeichnis

Ball, J. & Mitchell, P. A. (2004). *Randomized Controlled Study of Cognitive Behavior Therapy and Behavioral Family Therapy for Anorexia Nervosa Patients. Eating Disorders*: The Journal of Treatment & Prevention, 12 (4), 303- 314.

http://www.tandfonline.com/doi/abs/10.1080/10640260490521389#.Ubg1h6CyEcs

http://www.tandfonline.com/toc/uedi20/current#.Ubg1uaCyEcs

Berger, U. (2008). *Essstörungen wirkungsvoll vorbeugen: Die Programme "PriMa", "TOPP" und "Torera" zur Prävention von Magersucht, Bulimie, Fressanfällen und Adipositas.* Stuttgart: W. Kohlhammer GmbH.

Böse, R. (2007). Ernährungsmanagement versus Body-Image-Therapie bei Anorexia Nervosa. *Verhaltenstherapie. 17, 7- 15.*

Bruch, H. (1999). *Essstörungen: Zur Psychologie und Therapie von Übergewicht und Magersucht.* 7. Auflage. Frankfurt am Main: Fischer Taschenbuch Verlag GmbH.

Bulik, C. M., Berkman, N. D., Brownley K. A., Sedway, J. A. & Lohr, K. N. (2007). Anorexia nervosa treatment: A systematic review of randomized controlled trials. *International Journal of Eating Disorders. 40 (4), 310- 320.* Zugriff am 06.05.09 unter http://www.nami.org/pdf/ANAHRQ.pdf

Carter, J. C., McFarlane, T. L., Bewell, C., Olmsted, M. P., Woodside, D. B., Kaplan et al. (2009). Maintenance treatment for anorexia nervosa: A comparison of cognitive behavior therapy and treatment as usual. *International Journal of Eating Disorders 2009. 42 (3), 202- 207.*

Comer, R. J. (2008). *Klinische Psychologie*. 6. Auflage. Heidelberg: Spektrum Akademischer Verlag.

Davison, G. C., Neale, J. M. & Hautzinger, M. (2007). *Klinische Psychologie*. 7. Auflage. Weinheim, Basel: Beltz Verlag.

Deutsches Institut für Medizinische Dokumentation und Information (2008). ICD-10-GM Version 2009, Kapitel V: Psychische und Verhaltensstörungen [F00-F99] 10. Revision Version 2006: Zugriff am 18.05.09 unter http://www.dimdi.de/static/de/klassi/diagnosen/icd10/htmlgm2009/block-f50-f59.htm

Ehlert, U. (2008): Wie relevant sind alternative Behandlungsstrategien neben der Kognitiven Verhaltenstherapie? *Verhaltenstherapie. 18 (2), 73- 74*. Zugriff am 26.06.09 unter:

http://content.karger.com/ProdukteDB/produkte.asp?Aktion=ShowPDF&ArtikelNr=131106&Ausgabe=237406&ProduktNr=224158&filename=131106.pdf

Fachverband Deutsche Arbeitsgemeinschaft Selbsthilfegruppen e.V.. Zugriff am 18.06.09 unter http://www.nakos.de/site/selbsthilfe/sh_gruppen/

Fairburn C. G. & Brownell, K. D. (2002). *Eating disorders and obesity: A comprehensive handbook.* 2. Edition. New York. The Guilford Press.

Fichter, M. M., Quadflieg, N. & Hedlund, S. (2006). Twelve-year course and outcome predictors of anorexia nervosa. *International Journal of Eating Disorders. 39 (2), 87- 100.*

Geuter, U. (2006): Körperpsychotherapie- Teil 1: Der körperbezogene Ansatz im neueren wissenschaftlichen Diskurs der Psychotherapie. *Psychotherapeutenjournal. 2, 116- 122.*

Herzog, T. (2000). Stand der vergleichenden Therapieforschung bei Anorexia Nervosa. Eßstörungen/ neue Erkenntnisse und Forschungsperspektiven. 127-155. Imedo GmbH. Zugriff am 29.06.09 unter:

http://www.imedo.de/group/topics/show/692- pro-ana-foren/5

Institut für Psychosomatik und Verhaltenstherapie. Zugriff am 01.06.09 unter:

http://www.psychosomatik.at/uploads/lexikon_pdf/essstoerungen.pdf

Huber, D. & Kraemer, S. (2007). *Psychotherapie für die Praxis: Essstörungen: Aktuelle psychodynamische und verhaltenstherapeutische Konzepte.* München: CIP Medien.

Jacobi, C., Paul, T. & Thiel, A. (2004). *Essstörungen.* Göttingen: Hogrefe Verlag.

Jacobi, C., Paul, T. & Thiel, A. (2008). *Kognitive Verhaltenstherapie bei Anorexie und Bulimie.* 3.Auflage. Weinheim: Beltz Verlag.

Joraschky, P., Lausberg, H. & Pöhlmann, K. (2008). *Körperorientierte Diagnostik und Psychotherapie bei Essstörungen.* Gießen: Psychosozial-Verlag.

Küchenhoff, J. (2004). *Psychodynamische Kurz- und Fokaltherapie: Theorie und Praxis.* Stuttgart: Schattauer Verlag.

Legenbauer, T. & Vocks, S. (2005). *Körperbildtherapie bei Anorexie und Bulimie Nervosa: Ein kognitiv-verhaltenstherapeutisches Behandlungsprogramm.* Göttingen: Hogrefe Verlag GmbH.

Legenbauer, T. & Vocks, S. (2006). *Manual der kognitiven Verhaltenstherapie bei Anorexie und Bulimie.* Heidelberg. Springer Medizin Verlag.

Leichsenring, F. (2005). Are psychodynamic and psychoanalytic therapies effective? A review of empirical data. *The international journal of psychoanalysis.* 86, 841- 868.

Leichsenring, F. (2007). Zur Frage empirisch bewährter Therapie: Befunde zur psychodynamischen Therapie. *Zeitschrift für Psychotraumatologie, Psychotherapiewissenschaft, psychologische Medizin. 5 (2), 25- 38.*

Margraf, J. (2000). *Lehrbuch der Verhaltenstherapie: Band 1: Grundlagen- Diagnostik- Verfahren- Rahmenbedingungen.* 2. Auflage. Heidelberg: Springer Medizin Verlag.

Margraf, J. (2009). *Kosten und Nutzen der Psychotherapie: Eine kritische Literaturauswertung.* Heidelberg: Springer Medizin Verlag.

Meermann, R. & Borgart, E.- J. (2006). *Essstörungen: Anorexie und Bulimie: Ein kognitiv- verhaltenstherapeutischer Leitfaden für Therapeuten.* Stuttgart: W. Kohlhammer GmbH. Nietzsche, F. (1979). Morgenröte. Zugriff am 26.06.09 unter:

http://www.zitate-aphorismen.de/zitate/thema/Individuum_-_Individuell/872

Pitzek, B. (2006). *Sexueller Missbrauch und Essstörungen. Hintergründe und Zusammenhänge.* Saarbrücken: VDM Verlag Dr. Müller e. K. und Lizenzgeber.

Pschyrembel, W. (2004). *Klinisches Wörterbuch.* 260. Auflage. Berlin: Walter de Gruyter GmbH & Co. KG.

Raabe, 2009. Fortbildungen zum Thema Prävention von Essstörungen 2009. Zugriff am 30.06.09 unter:

http://www.jobfit-hd.de/contenido/maedchenhaus/front_content. php?idart=364

Reich, G. (2003). *Familientherapie der Essstörungen.* Göttingen: Hogrefe Verlag.

Schlippe, A. von & Schweitzer J. (2007). *Lehrbuch der systemischen Therapie und Beratung*. 10. Auflage. Göttingen: Vandenhoeck & Ruprecht GmbH & Co.

Schorn, B. & Systemische Gesellschaft- Deutscher Verband für systemische Forschung, Therapie, Supervision und Beratung e.V.(31.03.2009). Systemische Verbände begrüßen die Anerkennung der Systemischen Therapie durch den Wissenschaftlichen Beirat Psychotherapie. Zugriff am 07.06.09 unter: http://www.systemische-gesellschaft.de/self.php

Schweitzer, J., Beher, S., Sydow, K. von & Retzlaff, R. (2007). Systemische Therapie/ Familientherapie. *Psychotherapeutenjournal. 1, 4- 19*. Zugriff am 08.07.09 unter: http://www2.bptk.de/uploads/03_schweitzer.pdf

Selvini Palazzoli, M. (2003). *Magersucht: Von der Behandlung einzelner zur Familientherapie*. 8. Auflage. Stuttgart: Klett-Cotta.

Sipos, V. & Schweiger, U. (2003). *Psychologische Therapie von Essstörungen*. Lengerich: Pabst Science Publishers.

Statistisches Bundesamt- Pressestelle (2002). Gesundheit. Krankheitskosten 2002. Zugriff am 18.05.09 unter: http://www.destatis.de/jetspeed/portal/cms/Sites/destatis/Internet/DE/Presse/pk/2004/Krankheitskosten/PressebroschuereKrankheitskosten02,property=file.pdf

Sydow, K. von, Beher, S., Retzlaff, R. & Schweitzer, J. (2007). *Die Wirksamkeit der Systemischen Therapie/ Familientherapie*. Göttingen: Hogrefe Verlag.

Titelblattbild: Ela (2001): Zugriff am 08.07.09 unter: http://images.google.de/imgres?imgurl=http://www.wingartz.org/ela/images/gerrie.jpg&imgrefurl=http://www.wingartz.org/ela/meinebilder.htm&usg=__WBBuDfNZ9Xp8abiccevrkpyoNIY=&h=1359&w=692&sz=29&hl=de&start=124&um=1&tbnid=qKYUARCA_CNRBM:&tbnh=150&tbnw=76&prev=/images%3Fq%3Dmagersucht%26ndsp%3D18%26hl%3Dde%26sa%3DN%26start%3D108%26um%3D1

Verein Hungrig- Online e. V. (2009). Zugriff am 18.06.09 unter:

http://www. Hungrig-Online.de

Waldhubel, M. 2006. GE-WICHTIG- Anorexia nervosa und Bulimie – Somatische Befunde bei Essstörungen. *Niedersächsisches Ärzteblatt der Ärztekammer Niedersachsen.* Zugriff am 19.05.09 unter:

http://www.haeverlag.de/nae/n_beitrag.php?id=1408

Wissenschaftliche Beirat Psychotherapie (14.12.08). Gutachten zur wissenschaftlichen Anerkennung der Systemischen Therapie. Zugriff am 26.06.09 unter:

http://www.wbpsychotherapie.de/page.asp?his=0.1.17.71.83

Wittchen H.- J. & Hoyer J. (2006). *Klinische Psychologie & Psychotherapie.* Heidelberg: Springer Medizin Verlag.

Wunderer, E. & Schnebel, A. (2008). *Interdisziplinäre Essstörungstherapie: Psychotherapie, Medizinische Behandlung, Sozialpädagogische Begleitung, Ernährungstherapie.* Weinheim und Basel: Beltz Verlag.

Zarbock, G. (2008). *Praxisbuch der Verhaltenstherapie: Grundlagen und Anwendungen biografisch- systemischer Verhaltenstherapie.* Lengerich: Pabst Science Publishers.

Magersucht bei Jungen von Larissa Schott
2010

Einleitung

Essstörungen haben in den letzten zehn bis fünfzehn Jahren verstärkt öffentliches Interesse sowohl in der Wissenschaft als auch in den Medien ausgelöst und einen hohen gesellschaftspolitischen Stellwert erlangt.[10]

1972 wurden für die Anorexia Nervosa erstmals diagnostische Kriterien gebildet, kurz darauf wurde sie als „Verhaltensstörung des Jugendalters" in die großen internationalen Klassifikationssysteme aufgenommen.

Heute wird Anorexie zusammen mit der Bulimia Nervosa und der Adipositas zu den Essstörungen gerechnet. Begründet wird dieses öffentliche Interesse damit, dass das Auftreten der Anorexie bei den Mädchen und jungen Frauen, aber auch bei den männlichen Jugendlichen in den letzten Jahren erheblich zugenommen haben soll. Diesbezüglich ist jedoch Skepsis angebracht. Eine genaue Analyse von 29 großen internationalen epidemiologischen Untersuchungen der letzten 25 Jahre bestätigt die Zunahme der Neuerkrankungen nicht, sondern kommt zu dem Schluss, dass die Anorexia Nervosa weiterhin eine ernstzunehmende, aber seltene Störung ist und es gibt auch keine Nachweise, dass das Auftreten sich entscheidend verändert hat.[11]

Des Weiteren werden die Essstörungen allgemein und epidemiologisch zu den frauenspezifischen Erkrankungen gezählt und deshalb bei den Jungen und Männern in Vergleich zu den Mädchen und Frauen noch wenig erforscht.[12]

---

[10] Vgl. Stahr 1998, S. 5.

[11] Vgl. Franke 2003, S.9-10.

[12] Vgl. Stahr 1989, S.47.

Doch unabhängig von dem Geschlecht und der Anzahl anorektischer Patienten ist es wichtig, dass jeder von ihnen einen Weg findet, gesund zu werden. Deshalb ist eine möglichst umfassende Information und Beratung des Patienten, seiner Familie und Kontaktpersonen, über Krankheit, Behandlung und den richtigen Umgang unverzichtbar.

In vorliegender Arbeit wird die Anorexia nervosa bei Männern im Mittelpunkt stehen. Dabei werden zunächst die Begriffe und die Formen der Essstörung erläutert. Darauf aufbauend werden das Verständnis und die Abgrenzung zur anderen Essstörungen skizziert.

Anschließend werden Definition, Symptomatik, Verbreitung sowie der Krankheitsverlauf und die Ursachen der Anorexia Nervosa geschlechtsunspezifisch charakterisiert. Ferner sollen die Hilfen zur Bewältigung der Erkrankung kurz skizziert werden. Um anschließend die spezifische Problematik der männerorientierten Therapie und Beratung zu untersuchen.

Was versteht man unter Essstörung?

Bevor wir die Formen der Essstörung charakterisieren, ist es zunächst notwendig, zu begreifen, was heute unter Essstörungen verstanden wird.

Bei den essgestörten Patienten wird die Nahrungsaufnahme und darauf bezogene Bedeutungen subjektiv als zentrales Bedürfnis wahrgenommen. Die Betroffenen richten ihre Aufmerksamkeit auf das Essen und alle damit in Verbindung stehenden Aktivitäten. Sie beschäftigen sich dauernd mit der Nahrungsaufnahme und der Kontrolle ihres Essverhaltens, davon machen sie ihren Alltag und ihr subjektives Wohlbefinden abhängig. Essstörungen sind Krankheiten. Ihre jeweils kennzeichnenden Symptome sind in den international gebräuchlichen Verzeichnissen der Krankheiten (International Classification of Diseaes, ICD) oder der psychischen Störungen (Diagnostic and Statistical Manual of Mental Disorders, DSM), im Detail etwas unterschiedlich, festgelegt.[13]

Nach den bisherigen Kenntnisstand sind uns folgende Formen der Essstörungen bekannt: Anorexia Nervosa (Magersucht), Bulimie(Ess-/Brechsucht), Adipositas(Fettleibigkeit).[14]

Im nächsten Kapitel werden zunächst die Formen der Essstörungen skizziert. Darauf bezogen wird versucht, die einzelnen Krankheitsbilder abzugrenzen.

---

[13] Vgl. Hilbers/ Becker 1995, S.4.

[14] Vgl. Stahr 1998, S. 5.

Die Formen der Essstörungen

I. Anorexie/Anorexia nervosa

Die Betroffenen dieser Form der Essstörung sind durch folgende Kriterien gekennzeichnet:

a) das ständige Abnehmen und die minimale Nahrungszufuhr (Abstinenzler/innen)

b) Gewichtsreduktion durch Erbrechen, Laxantienabusus[15] (bulimisches Verhalten).

II. Bulimie / Bulimia nervosa/ Bulimarexie

a) Die Betroffenen dieser Form der Essstörung nehmen große Mengen von Nahrungsmitteln zu sich, um anschließend zu erbrechen, oder sie nehmen Abführmittel ein, um Gewicht zu halten.

III. Adipositas

a) Übergewichtige Personen, die an Fettsucht leiden;

---

[15] Missbrauch von Abführmitteln. Vgl. Stahr 1998, S.21.

b) Personen, die durch Diäten und große Anstrengungen versuchen, ihr Gewicht zu regulieren.

Die Übergänge zwischen charakteristischen Ausprägungen sind fließend, deshalb ist die eindeutige Abgrenzung einzelner Krankheitsbilder nicht möglich.

In der heutigen Forschung geht man deshalb von einem „dynamischen und zugleich mehrdimensionalen Modell der Essstörung" aus. In diesem Modell weist Vandereyken auf den Verlauf der Erkrankungen hin, der nicht konstant bleibt, sondern sich mit der Zeit verändern kann (z.B. von einer Anorexie zur Bulimie) (Meermann/ Vandereyken 1987, S.5 f.).[16]

---

[16] Vgl. Stahr 1998, S. 21-22.

Definition der Anorexie (Magersucht)

Die Magersucht wurde als psychosomatisches einheitliches Krankheitsbild erstmals im 19 Jahrhundert durch Lasegue in Frankreich verwendet. Zur selben Zeit wurde auch der Begriff „Anorexia nervosa“ von Gull in England geprägt.

Der Begriff „Anorexie“ ist unter etymologischen Gesichtspunkten eine falsche Bezeichnung. Anorexie bedeutet fehlendes Verlangen, d.h. Appetitlosigkeit, wir wissen aber, dass die meisten Patienten sehr viel Hunger haben und nur in der Anfangsphase ihre Hungergefühle unterdrücken. Deshalb wird die Anorexie von vielen Autoren als Magersucht bezeichnet.[17]

Bei dem Begriff „Magersucht“ ist der entscheidende Nachteil, dass die Erkrankung der Gruppe Suchterkrankungen zugeordnet wird.

Diese Zuordnung ist laut vieler Autoren strittig, obwohl überwiegend feststellt wird, dass bei den Essstörungen Elemente süchtigen Charakter vorhanden sind. Jedoch muss an der Stelle gesagt werden, dass wenig Autoren und Autorinnen sich mit der Frage der Zuordnung der Essstörungen auseinandersetzten. Bis jetzt kann man diese Diskussionen als knapp und nicht eindeutig bezeichnen.[18]

Diagnostik und klinische Erscheinungsformen der Anorexie

Das erste Klassifikationssystem wurde von dem Feighner et al. 1972 vorgelegt. Seither haben sich die von ihm aufgestellten Kriterien kaum verändert. Die Ver-

[17] Vgl. Stahr 1989, S.23.

[18] Vgl. Stahr 1989, S.30-31.

änderungen fanden beim Erkrankungsalter statt: Das Erkrankungsalter wurde von 25 Jahre 8 bis 10 Jahre nach unten verschoben. Außerdem gab es Anpassungen beim Gewicht: Heute geht man nicht mehr vom ursprünglichen Gewicht als Referenzgewicht, sondern vom Normalgewicht im unteren Bereich aus. Außerdem erfolgt die aktuelle Orientierung in der ICD- 10 anstelle des früher verwendeten Broca-Index BI am Body-mass- Index (BMI).

- BMI = Gewicht(kg) : Größe zum Quadrat – entspricht der allgemeinen Entwicklung,

- Broca-Index BI= Größe(cm) – (100) – als Richterwert für das Körpergewicht.[19]

Folgende Diagnosekriterien wurden in der ICD-10 zugrunde gelegt:

- Bewusste Unterdrückung der Hungeranfälle in der Anfangsphase;

- eine verzerrte Einstellung gegenüber dem Essen, der Nahrungsaufnahme;

- Weigerung des Patienten, das Körpergewicht über einem minimalen Normalgewicht entsprechend dem Alter und der Größe zu halten, z. B. ein Gewichtsverlust von mindestens 15% des ursprünglichen Körpergewichts;

- Störung der eigenen Körperwahrnehmung hinsichtlich Gewicht, Größe oder Form;

- BMI von 17,5 oder weniger;

- Verleugnung der Krankheit und Unvermögen, Ernährungsgewohnheiten zu erkennen;

- starke Angst vor Gewichtzunahme oder Angst vor dem Dickwerden, obgleich Untergewicht besteht;

---

[19] Vgl. Franke 2003, S.26-27.

- Selbst herbeigeführter Gewichtsverlust durch: selbst induziertes Erbrechen, selbst induziertes Abführen, übertriebene körperliche Aktivitäten, Gebrauch von Appetitzüglern und/oder Diuretika;

- das Vorliegen einer Amenorrhoe, d.h. das Ausbleiben von mindestens drei aufeinanderfolgenden Menstruationszyklen;

- Häufig depressive Symptome, Zwangsverhalten;

- das Vorliegen eines Lanugo(das Wollhaar ist sozusagen ein Schutz für die Haut des Ungeborenen (Käseschmiere) und entsteht etwa in der 13. bis 16. Schwangerschafts-woche und wird zum Ende der Schwangerschaft abgestoßen. Bei Menschen mit extrem niedrigem Körpergewicht (z. B. bei Magersucht) kann es zur Ausbildung einer Lanugobehaarung kommen;

- das Vorliegen der Bradykardie (langsamer Herzschlag unter 50 Schläge pro Minute), etc.[20]

Insgesamt legte Bruch (1992) drei zentrale Merkmale des Krankheitsbildes fest:

? Störungen des körperlichen Schemas (Body Image);

? „Störung in der Wahrnehmung und kognitiven Interpretation von Körpersensationen“;

? das Gefühl der eigenen Ohnmacht.[21]

---

[20] Vgl. Franke 2003, S.28-29.

[21] Vgl. Stahr 1989, S.38.

Die Prävalenz

Die Anorexie beginnt hauptsächlich im Jugendalter, sie ist ein typisches Krankheitsbild der Pubetrtäts- und Adoleszenzphase und manifestiert sich am häufigsten um das 17. Lebensjahr.

Von allen Essstörungen sind überwiegend Mädchen und junge Frauen betroffen. Männer erkranken seltener an Essstörungen, das Verhältnis bei der Anorexie beträgt etwa eins zu zwölf. Jedoch wird der Anteil der männlichen Jugendlichen, die an Anorexie erkrankt sind, oft unterschätzt, da sie insgesamt eine geringe Inanspruchnahme von Diensten der Gesundheitssystems zeigen als weibliche Magersüchtige.[22]

Nach dem heutigen Kenntnisstand liegt die Inzidenzrate von Magersucht bei Schülerinnen und Studentinnen pro 100000 Einwohner durchschnittlich zwischen 0,4 und 4 %. Allerdings geht man hier von den bekannten Fällen, also Fällen, die auch behandelt wurden, aus. Alle anderen Fälle bleiben unberücksichtigt. Insgesamt kann festgehalten werden, dass genaue Zahlen nicht vorhanden sind.[23]

Symptomatik und Krankheitsverlauf

Kennzeichnend ist für die Anorexia nervosa, sowie für die anderen Essstörungen, dass ihre Symptomatik sich im Verlauf der Erkrankung verstärkt.[24]

---

[22] 13 Vgl. Stahr 1989, S.33-34.

[23] 14 Vgl. Stahr 1989, S.32-33.

[24] 15 Vgl. Stahr 1989, S.89.

In der ersten Phase der Erkrankung bekommen viele Anorektiker noch die Anerkennung und Unterstützung von der Familie. Da die Betroffenen aber immer noch das Gefühl haben, „dick" zu sein, und versuchen, ihr Gewicht immer weiter zu reduzieren, verwandelt sich das anfängliche Gefühl der Eltern von Freude in Sorge. Der Prozess des Abnehmens verselbstständigt sich, es geht nicht mehr um das Anstreben des bestimmten Gewichts, sondern nur noch um das Abnehmen ohne Ende.

Die Methoden des Hungerns sind sehr unterschiedlich: vom nicht Essen, über die geringe Menge an Nahrung bis zur totalen Nahrungsverweigerung. Im Verlauf der Krankheit werden viele Nahrungsmittel tabuisiert, dabei drehen sich alle Gedanken anorektischer Menschen ununterbrochen um das Essen und Kalorien. Das Benehmen vieler Anorektiker ist oft gespalten, indem sie ihre eigene Nahrungszufuhr auf die Familie projizieren. So kochen sie z. B. reichlich und gerne für die Familie, aber so gut wie nichts für sich.[25] Bei Anorektikern wie bei Bulimikern kommt es in Verlauf der Erkrankung zum Rückzug in sich selbst und somit zum Verlust von sozialen Kontakten.[26]

Im Verlauf der Krankheit zeigen sich bei den Betroffenen erhebliche körperliche Veränderungen. Durch die dauernde Gewichtsreduktion wird fast jedes Organ des Körpers beschädigt. Signale des Körpers, wie Schwächezustände, Schwindel, Schmerzen Müdigkeit, Frieren usw. werden nicht beachtet, bzw. geleugnet, sondern oft mit härteren Maßnahmen (wie z. B. Sport) bekämpft. [27]

---

[25] 16 Vgl. Stahr 1989, S.36-37.

[26] 17 Vgl. Hilbers/ Becker 1995, S.28.

[27] 18 Vgl. Stahr 1989, S. 39-40.

„Die Leugnung, jeglicher Gefahr und die nicht vorhandene Krankheitseinsicht wird als charakterliches Merkmal der Magersucht betrachtet“(Bruch 1999, Palazolli1986; Fichter 1985). Durch dieses Merkmal unterscheidet sich die Anorexie von den anderen Essstörungen wie Bulimie oder Adipositas – die Betroffenen dieser Formen der Essstörung wissen, dass sie an der jeweiligen psychosomatischen Krankheit erkrankt sind und empfinden ihr Verhalten bzw. ihren Zustand als äußerst bedrückend. [28]

Die Anorexia nervosa weist oft einen ungünstigen Spontanverlauf mit einer hohen Mortalitätsrate infolge somatischer Komplikationen und Suizide auf. Laut einer Zusammenstellung mehrerer Studien kann insgesamt festgehalten werden, dass der Verlauf der Erkrankung für unbehandelte Patienten wesentlich schlechter ist als für behandelte Patienten. Allerdings gibt es laut anderer Untersuchungen eine beträchtliche Anzahl an Patienten, die ohne professionelle Hilfe aus dieser Krankheit herausfanden. Die meisten Untersuchungen deuteten lange Dauer der Erkrankung vor Aufnahme der Therapie als schlechtes Prognosekriterium. Allerdings waren sich viele Autoren einig, dass es auch nach einer langen Erkrankungsdauer möglich ist, gesund zu werden.[29]

In empirischen Studien spricht man in Allgemeinen von der Heilung der Krankheit, wenn die Symptome nicht mehr auftreten. Allerdings hält z. B. bei den meisten Betroffenen nach der Behandlung, nach dem das Gewicht sich wieder normalisiert hat, die verzerrte Einstellung zu Gewicht und Figur an. Deshalb

---

[28] 19 Vgl. Stahr 1989, S. 37.

[29] 20 Vgl. Franke 2003, S.183. 184.

sprechen viele Autoren davon, dass die Anorexie, aufgrund des Noch-Vorhandenseins einzelner Symptome nicht überwunden ist.

Allerdings kann laut A. Franke die Diagnose Anorexie nicht aufgrund einzelner Symptomen, wie z. B. Gewichtsverlust, Amenorrhöe, permanente gedankliche Beschäftigung mit dem Essen, etc. gestellt werden. Deshalb ist es auch unzulässig, aus dem Noch-Vorhandensein einzelner Symptomen darauf zu schließen, dass die Anorexie nicht überwunden ist.[30] Wichtig ist zu wissen, dass Erfolg und Misserfolg der Behandlung bei Magersüchtigen über lange Zeit hinweg nur als vorläufig angesehen werden kann. Maßgeblich ist die Lanzeitanamnese. Viele Autoren sind der Meinung, dass die Überwindung von Anorexie mehr bedeutet, als mit ihren Symptomen aufzuhören. Sie sind der Meinung, dass es nicht möglich ist, konkrete Heilungskriterien zu nennen. Die Gründe hierfür fassen Gerlinghoff und Backmund folgendermaßen zusammen:

„Konkrete Nachziele können sein: zu Hause ausziehen, eine Ausbildung beginnen, „…“. Was aber Selbstwert, Lebenssinn, Lebensinhalt und Lebensqualität für den einzelnen bedeutet, kann nur jeder für sich selbst entscheiden. Somit kann nicht vorausgesetzt werden, was es für ein Individuum bedeutet, die Magersucht zu bewältigen und ohne Magersucht zu leben“.[31]

Wichtig wäre an der Stelle, die Krankheit nicht zu verharmlosen. Die Anorexie ist eine schwere Erkrankung, aber es ist erfreulich, dass mindestens 50 % aller Betroffenen die Erkrankung vollständig überwindet. Weitere 30 % sind mit ihrem Zustand soweit, dass sie damit gut leben können. Nach A. Franke ist die oft

---

[30] 21 Vgl. Franke 2003, S.184-185.

[31] 22 Vgl. Gerlinghoff/Backmund 1989, S. 122.

veröffentliche Todesquote von 25% viel zu hoch, in der Hälfte aller herausgeben Studien liegt die Todesquote unter 4% – in vielen bei 0%.[32]

Diese komplexe Problematik, die der Anorexie zugrunde liegt, fordert eine systematische Behandlung. Die Behandlung erfolgt ambulant oder stationär. Bei der Behandlung von Essstörungen gibt es inzwischen eine große Anzahl therapeutischer Ansätze und Verfahrensweisen

z. B. Gruppentherapie, Entspannungstherapie, Psychoanalyse, Medikamentöse Therapie, (Antidepressiva, Neuroleptika), Familientherapie, Einzeltherapie, Körperorientierte Selbsterfahrung, Musiktherapie, etc.[33]

An der Stelle ist wichtig darauf hinzuweisen, dass die Anorexie eine Krankheit ist, die nicht nur für Patienten, sondern auch für deren Angehörige sehr belastend sein kann. Patienten mit Anorexie werden häufig in die Obhut ihrer Familie entlassen, wenn die akuten Symptome sich gebessert haben. Das stellt die Angehörigen vor große Herausforderungen: Wie geht man mit diesem kranken Menschen um? Was hilft ihm, was schadet ihm? Die Antwort auf diese Fragen lautet – Information und Aufklärung. Je besser die Familie über die Krankheit informiert ist und über die Komplikationen, die sie im Alltag mit sich bringt, desto besser kann sie die Behandlung unterstützen und helfen, drohende Rückfälle rechtzeitig zu erkennen und zu verhindern.

---

[32] 23 Vgl. Franke 2003, S.187.

[33] 24 Vgl. Stahr 1989, S. 90.

Die erfolgreiche Therapie für Patienten und ihre Angehörige bedeutet nicht nur Information und Beratung, sondern auch Hilfe. Dadurch lernen die Angehörigen den besten Umgang mit dem erkrankten Patienten.

Wesentliche Therapieelemente sind:

- partnerschaftliche Zusammenarbeit;
- umfassende Aufklärung über Krankheit und Rehabilitation;
- Ausarbeitung realistischer Ziele;
- die Analyse von Belastungen;
- Kriseninterventionen, Stressmanagement, etc.[34]

Im folgenden Kapitel werden einige Ursachen für Essstörungen skizziert. Anschließend wird die Anorexie bei Jungen und Männer erläutert. Dabei wird versucht, die geschlechtsspezifischen Unterschiede herauszuarbeiten, mit dem Ziel, einige Kriterien für die erfolgreichere Bildungs -und Beratungsarbeit mit den Jungen und Männer festzuhalten.

---

[34] 25 Vgl. Franke 2003, S.158-161.

Erklärungsansätze für Essstörungen

Magersucht ist in keinem Fall auf nur eine Ursache zurückzuführen – darüber ist sich die Forschung heute einig. Moderne Vorstellungen schließen biologisch-genetische, psychoanalytische und sozialpsychologische und familiendynamische, etc. Faktoren ein.

Bei der Entstehung der Anorexie können folgende Faktoren diskutiert werden:

1) Biologisch-genetische Faktoren: Es wird vermutet, dass bei vielen anorektischer Patienten eine Störung der Hirnregion vorliegt, die das Essverhalten, die sexuelle Aktivität und die Menstruation steuert. Allerdings ist es a auch möglich, dass sich die Störung dieser Hirnregion erst im Laufe der Erkrankung, z. B. als Folge des Gewichtsverlustes, verändert.

Mit Hilfe der aktuellen Familien- und Zwillingsforschung stellte man folgende Zusammenhänge fest:

? Das Vorkommen einer Essstörung in der Familie gilt als Risikofaktor für das Neuauftreten der Erkrankung:

- wenn ein zweieiiger Zwilling erkrankt ist, beträgt das Erkrankungsrisiko für den anderen Zwilling 10%;

- wenn ein eineiiger Zwilling erkrankt ist, beträgt das Erkrankungsrisiko für den anderen Zwilling 50%.[35]

Untersuchungen bei Versuchstieren über Störungen der Hormonmuster zeigen, dass der Östrogenspiegel überdosiert ist und die Magersucht an einer Überempfindlichkeit gegen das Hormon Östrogen liegen könnte.[36]

2)Psychoanalytische und sozialpsychologische Ansätze

In der Forschung von Essstörungen werden folgende Ursachen thematisiert:

- Die Nichtbeachtung oder falsche Interpretation der Körperreaktion und Bedürfnisse des Kindes (ist z. B. der Fall, wenn die Mutter die tatsächlichen Empfindungen des Kindes nicht richtig erfasst und deshalb häufig inadäquat reagiert: z. B. mit Füttern, wenn das Kind eigentlich emotionale Unterstützung und Aufmerksamkeit braucht;

- Die fehlende Unterstützung des Kindes oder Jugendlichen oder die Beschränkung seiner Autonomie;
- die gestörte Mutter- Kind- Beziehung;
- die gestörte Vater- Kind Beziehung.[37]

---

[35] Vgl. Stahr 1989, S. 54.

[36] Vgl. Stahr 1989, S.55.

[37] 28 Vgl. Stahr 1989, S.57-58.

3) Familiendynamische Ansätze

Die meisten Familiendynamischen Ansätze sind schwer zu erforschen. In den Familien anorektischer Patientinnen findet sich häufig eine Stimmung, die durch, Ehrgeiz, sich ständig miteinander beschäftigen und Leistungsorientierung gekennzeichnet ist. Die Kommunikation und Interaktion der Familie ist durch kontrollierende, übervorsorgliche und nach außen harmonisierende Verhaltensweisen geprägt.

Die Patientinnen werden oft von ihren Eltern stark behütet, d. h. dass in der Familie auch nicht angemessen auf die Entwicklung des Kindes zum Erwachsenen reagiert wird. Ebenso werden Konflikte in der Familie in vielen Fällen nicht angesprochen oder die Kinder sind in die ungelösten Konflikte der Eltern einbezogen. Häufig findet sich in den Familien anorektischer Pati- entinnen eine Rollendominanz der Mutter oder der Großmutter.[38]

---

[38] 29Vgl. Stahr 1989, S.63-64.

Die Anorexie bei Männern

Die Prävalenzrate für männliche Magersüchtige beträgt 0,08, d.h. 8 auf 10.000 Jungen bzw. Männern im Alter von 10-25 Jahren. Deshalb ist die Krankheit bei Jungen und Männern in Vergleich zu den Mädchen und Frauen als selten eingestuft. Solche geschlechtsspezifischen Unterschiede bei der Inzidenz und Prävalenz haben verschiedene Ursachen.

Folgende Kriterien können nach Fichter in diesem Zusammenhang in Betracht kommen:

- die Entwicklungsphase zum Erwachsendasein beginnt bei den Jungen später als bei den Mädchen, sie sind deshalb reifer und in ihrer Ich–Struktur gestärkt;
- Jungen haben mehr Zeit zur Verfügung für ihre psychosexuelle Reifung;
- Männer sind in den westlichen Gesellschaften weniger an dem vorherrschenden Schlankheitsideal orientiert als Frauen,
- Männer haben einen stärkeren Wunsch nach Kraft und Stärke als Frauen.[39]

Allerdings hat sich dieses Bild von einem starken und kräftigen Mann nach den neuen gesellschaftlichen Entwicklungen, wie z. B. Individualisierungstendenzen, Brüche in der Geschlechterrolle, Entgrenzung der Arbeit und der Familie weitgehend auflöst.[40] Diese Veränderungen zeigen sich z. B. darin, dass jeder vierte Mann heutzutage eine Schlankheitskur absolviert hat.[41]

---

[39] 30 Vgl. Stahr 1989, S.47-48.

[40] 31 Vgl. Böhnisch/Schröer/Thiersch 2005, S.172-173.

[41] 32 Vgl. Stahr 1989, S.47-48.

Vermutlich liegt der Anteil männlicher Jugendlichen viel höher. Jedoch war die bisherige Forschung auf diesem Gebiet unzureichend und deshalb ist die Aufdeckung der Erkrankung als schwierig zu bezeichnen. In Vergleich zu Mädchen ist bei den Jungen und Männern zu beobachten, dass:

- nur geringfügige Unterschiede zu weiblichen Patienten bestehen;
- sie nicht über ihre Schwächen und Krankheiten sprechen möchten;
- sie ihr abnormes Verhalten viel später als krankhaft erleben;
- weniger unzufrieden mit dem Körper sind;
- das Thema Sexualität ist absolut tabu;
- ihr Verhalten gegenüber dem anderen Geschlecht ist extrem zurückhaltend und gehemmt;
- sie haben Angst, als homosexueller Mann zu gelten;
- eine erhöhte Anzahl an Homosexuellen; dieses Kriterium wurde nicht ausreichend erforscht, deshalb ist davon abzuraten, dies als gegeben anzusehen, gerade dieses Vorurteil hält die Männer ab, ihre Essstörung zuzugeben;
- weil die Anorexie als eine „typische Frauenkrankheit“ gilt, ist sie mit viel Schamgefühl verbunden,[42]
- sehen ihre jeweiligen Krankheit als ein Zeichen mangelnder Männlichkeit.[43]

---

[42] 33 Vgl. Stahr 1989, S.47-49.

[43] 34 Goldschmidt 1989, S.60.

Allerdings nimmt die Anzahl männlicher Patienten seit den 70-er Jahren ständig zu.[44] Die Gründe für das Ansteigen der männlichen Betroffenen sind in der veränderten männlichen Rollenidentität, bzw. in der daraus resultierenden Verunsicherung zu suchen.[45] Als Kompensation wird das Selbstwertgefühl immer enger an Gewicht und Figur gebunden. Das Erreichen des Wunschgewichtes wird wiederum als Zeichen von Durchsetzungsfähigkeit, Erfolg und Stärke gewertet.[46]

Bei der Behandlung männlicher Patienten hat man folgende Kriterien beobachtet:

- die gestörte frühe Mutter-Kind-Beziehung gilt als eines der wichtigsten Kriterien, dabei ist die Mutter dominant und wird als bedrängend empfunden;
- gestörte Vater-Sohn-Beziehung; dieser Aspekt wird in der modernen Forschung immer häufiger diskutiert, viele behandelte Patienten fühlen sich von ihrem Vater ungeliebt und unverstanden und werden vom Vater wegen ihrer Nähe zur Mutter abgelehnt;
- familiäre psychosoziale Weitergabe von Einstellungen und Verhaltensweisen;
- männliche Betroffene stehen in einer engen Abhängigkeit von der Mutter;

Insgesamt zeigen sich Männer mit Essstörungen klinisch auffälliger als Männer ohne Essstörungen.[47] Die Auslöser zur Entstehung von Essstörungen sind nach

---

[44] 35 Vgl. Reich, 2003; S.52.

[45] 36 Vgl. Stahr 1989, S.48.

[46] 37 Vgl. Hilbers/ Becker ?, S.11.

[47] 38 Vgl. Reich, 2003; S.52-54.

Fichter (1985, S.193) in innerpsychischen Konflikten zu suchen, diese sind noch stärker ausgeprägt als bei Frauen. Männliche Patienten sind seiner Ansicht nach, eine „besondere Patientengruppe“, bei ihnen kommt es nur unter Zusammenspiel mehrerer pathogener Faktoren zu einer Erkrankung.[48]

Zusammengefasst ist festzuhalten, dass sich der Verlauf der Anorexia nervosa bei Männern und Frauen weitgehend ähnlich darstellt. Es zeichneten sich jedoch auch Unterschiede zwischen den Geschlechtern ab, sie allerdings als geringfügig zu bezeichnen sind[49].

Für die Bildungs -und Sozialarbeit, aber auch für die Beratung und Psychiatrie wäre es wünschenswert, dass die geschlechtsspezifischen Besonderheiten bei den Erkrankungen von Männern und bei den spezifischen männerbezogenen Angeboten mitberücksichtigt werden.[50]

Da die Männer sich in der Regel nicht so oft an eine Beratung wenden, ist es notwendig, solche männerbezogenen Angebote auszubauen sowie den Zugang zu den männerorientierten Therapien zu erleichtern und zu entwickeln.[51]

---

[48] 39 Vgl. Stahr 1989, S.48.

[49] 40 Vgl. Stahr 1989, S.49-50.

[50] 41 Vgl. Brandes/ Bullinger 1996, S.3.

[51] 42 Vgl. Brandes/ Bullinger 1996, S.9.

Zusammenfassung:

Die Ergebnisse der vorliegenden Arbeit konnten zeigen, dass die Erkrankung der Anorexia nervosa bei Männern und Frauen sehr ähnlich verläuft. Es zeichneten sich keine signifikanten Unterschiede zwischen den Geschlechtern ab.

Männer mit Anorexia nervosa zeigen im Vergleich zu den Frauen ein geringer ausgeprägtes Schlankheitsstreben und weniger Unzufriedenheit mit dem eigenen Körper. Außerdem realisieren sie ihr abnormes Verhalten viel später als krankhaft, , empfinden das Thema Sex als absolutes Tabu und sind im Umgang mit dem anderem Geschlecht zurückhaltender. Allerdings sind die bisherigen Studien in Hinblick auf die männliche Magersucht als uneindeutig und unzureichend zu bezeichnen.

Des Weiteren kann festgehalten werden, dass die Anorexie eine schwere Krankheit ist mit vielfältigen Erscheinungsformen, die einer komplexen systematischen Behandlung bedarf. Neben Psychotherapie und Behandlung mit Medikamenten kann die Kommunikation mit den betroffenen Patienten sowie die Aufklärung und intensive Zusammenarbeit zwischen Patienten, Angehörigen, Therapeuten und Ärzten den Ausstieg aus der Krankheit erleichtern.

In Zukunft sollte es auch geschlechtsspezifische und männerorientierte Studien geben. Nur so kann sichergestellt werden, dass bestimmte Ergebnisse spezifisch sind für Männer mit Essstörungen und daher in der Therapie und in der Bildungs- und Sozialarbeit berücksichtigt werden müssen.

Diese geschlechtsspezifischen Unterschiede sollten in der Bildungs- und Beratungsarbeit für Jungen und Männer und für die zukünftige Entwicklung männerorientierter Therapien ein Anreiz sein. So müssen die meisten Sozialarbeiter und Sozialarbeiterinnen umzudenken und ihre Arbeit auf geschlechterspezifische Besonderheiten anpassen.

Literaturverzeichnis:

Böhnisch, L./ Schröer, W./ Thiersch,H.(Hrsg.): Sozialpädagogisches Denken Wege zu einer Neubestimmung. Weinheim/München 2005, S.172-173.

Brandes, H./ Bullinger, H.: Männerorientierte Therapie. In: Brandes, H/ Bullinger. H. (Hrsg.): Handbuch Männerarbeit. Weinheim 1996, S.3-9.

Franke, A.(Hrsg.): Wege aus dem goldenen Käfig. Anorexie verstehen und behandeln. Weinheim 2003,S.9-187.

Gerlinghoff, M/ Backmund, H.(Hrsg.): Magersucht. Anstöße für eine Krankheitsbewälti- gung. Stuttgart 1989, S.122.

Goldschmidt, S.: Männer und Gesundheit-epidemiologische Daten im Überblick. In: Brandes, H./ Bullinger, H.(Hrsg.): Handbuch Männerarbeit. Weinheim 1996, S.59-60.

Hilbers, Stein, M/Becker, M.: Wie schlank muss ich sein, um geliebt zu werden? Zur Präven- tion von Essstörungen. In: Das Bundesministerium für Familie, Senioren, Frauen und Ju- gend.(Hrsg.):Abschlussbericht der Begleitforschung zum Modellprojekt des BMFSFJ.: (Hrsg.)Hagen 1995, S.4-11.

Reich, G.(Hrsg.): Familientherapie der Essstörungen. Bern 2003, S.16-56.

Stahr, I.(Hrsg.): Essstörungen und die Suche nach Identität: Ursachen, Entwicklungen und

Behandlungsmöglichkeiten. München 1998, S. 13- 78.

Einzelpublikationen

- Magersucht – Essen, nein danke von Janet Haertle, 2006, ISBN: 978-3-640-97226-5
- Vergleich unterschiedlicher Therapiemöglichkeiten der Magersucht von Irene Ballmann, 2009, ISBN: 978-3-640-64860-3
- Magersucht bei Jungen von Larissa Schott, 2010, ISBN: 978-3-640-69478-5